天下文化
BELIEVE IN READING

父親的腦

阿茲海默症陰影下的生活

MY FATHER'S BRAIN

Life in the Shadow of Alzheimer's

by Sandeep Jauhar

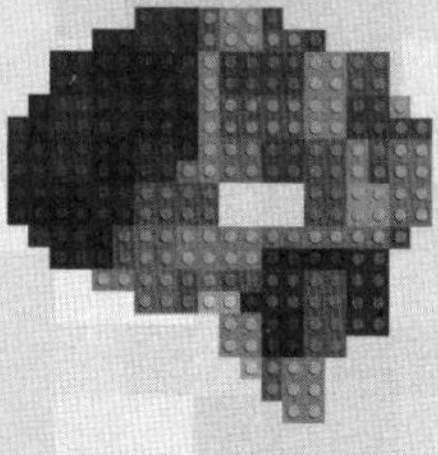

桑狄普・裘哈爾／著

涂瑋瑛／譯

目錄

父親的腦

阿茲海默症陰影下的生活

第二部 疤痕

MY FATHER'S BRAIN
Life in the Shadow of Alzheimer's

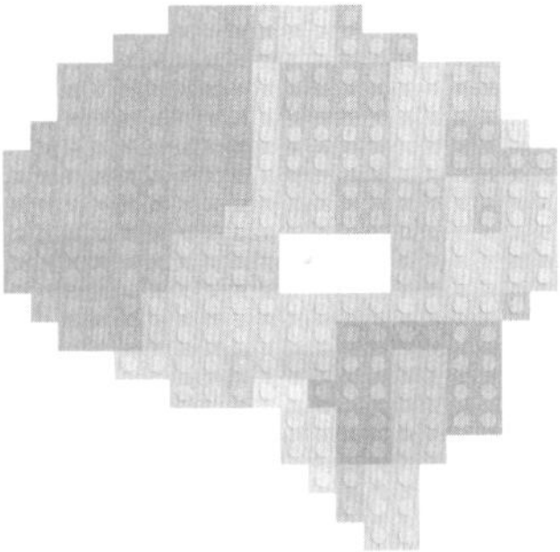

獻給拉吉夫（Rajiv）與蘇妮塔（Suneeta）

合作出版總序

樹立典範——給新一代醫療人員增添精神滋養

黃達夫醫學教育促進基金會董事長
和信治癌中心醫院院長 黃達夫

我一直很慶幸這四十幾年習醫與行醫的生涯，適逢生命科技蓬勃發展，醫學進步最迅速的時期。在這段時間，人類平均壽命幾乎加倍，從戰前的四十幾歲增加到今天已接近八十歲。如今，我雖然已逐漸逼近退休年齡，卻很幸運能夠與年輕的一代同樣抱著興奮的心情迎接基因體醫療的來臨，一同夢想下一波更令人驚奇的醫學革命。

我更一直認為能夠在探究生命奧祕的同時，協助周遭的人們解除疾病帶給他們的痛苦，甚至改變他們的生命，這種經常與病人分享他們生命經驗的職業，是一件極具挑戰性、極有意義的工作。在我這一生所接觸的師長、同僚和後輩中，我不斷發現樂在工作的人，都是從照顧病人的過程中獲得滿足，從為病人解決問題的過程中找到樂趣。而驅使他們進一步從事教育、研究、發現的工作最強有力的動機，也是為了解決病人的問題。自從我進入醫療工作後，因著這些典範的激勵，支持我不斷的往前走，也常讓我覺得能與他們為伍是個極大的光榮，更讓我深深感受到典範對我的影響力和重要性。

除了周遭生活中所遇到的典範外，我相信在每個人的生命中，必定也經常從書籍中找到令我們欽慕的人物和值得學習的經驗，這些人、這些觀察也常具有相同的影響力和重要性。因此，我過去曾推薦一些有關醫療的好書給天下文化出版社，建議他們請人翻譯出版，這次當天下文化出版社反過來提議與黃達夫醫學教育促進基金會合作出版有關醫療的好書，由基金會贊助提供給國內的醫學院學生和住院醫師時，我認為是件非常值得嘗試的工作，董事會也欣然認同這是件值得投入的事情。目前計劃每年出版三本書，給國內新一代醫療人員增添一些精神上的滋養，希望能激勵他們從醫療工作中找到生命的意義和生活的樂趣。

二〇〇二年一月十五日

即使你的父親智力衰退，你也要善待他。

——《便西拉智訓》（*Sirach*）三：十三

沒有記憶的人生，根本不是人生。

——路易斯・布紐爾（Luis Buñuel），西班牙導演

前言

他們以前都叫我高材生

我們坐在神經科診所的候診室裡（母親的帕金森氏症，也在這間診所治療），此時父親問我：「為什麼我會在這裡？」他大概已經問第三遍了。

我回答：「因為你的記性愈來愈差。」

他說：「我的記性沒問題。」他一直堅稱，對於他這個年紀的男性而言，有這種情況是很正常的。

我盯著前方，問他：「那你午餐吃什麼？」

他想了一下，然後在明白我的意思時，嗤之以鼻。他咕噥著說：「這個嘛，沒人能記得每件事。」

他和母親在幾個月前搬到長島，哥哥和我也住在這裡。自從他們搬來之後，儘管他一直說自己的症狀是尋常的老年認知變化，但我漸漸懷疑不只是如此。舉例來說，由於他的童年十分貧苦，因此以往總是謹慎用錢，但如今他卻一直開出空頭支票。他會預訂飯店和機票，卻忘記取消。這是哥哥拉吉夫開始查核父親的銀行帳戶後，才發現的事。幾乎每週，父親都會因為電子郵件或電視上司空見慣的呼籲，而隨意寄錢給幾間慈善機構。「這裡給兩百五十元，那裡給一百元，」拉吉夫說：「金額不是很大，但我不確定他知不知道自己在做什麼。」當我們提出疑慮時，父親就說那是他的錢，他想怎麼花就怎麼花。

因此，儘管哥哥和我合計有將近四十年的從醫經驗，但我們仍認為父親需要由具備相關專業的醫師診治。身為心臟科醫師，我們瞭解心臟的疾病，但我們發覺，父親的問題屬於不同領域。

至於父親自己，他似乎並不擔憂。在他看來，記憶喪失是老化的必然結果。公元前六世紀，出生於薩摩斯島的希臘哲學家畢達哥拉斯，將生命週期分為五個不同階段，並將最後兩個階段稱為老年（senium），這是人類身體和心智機能下降及衰退的時期，「非常幸運的是，只有少數人會到達這個時期，此時心智系統會回到最初嬰兒時期的低落水準。」畢達哥拉斯抱持著漫不經心的宿命論，而父親就是他的同路人。

我一直問父親：「你覺得自己的記性怎樣？」我傻傻希望，如果他能至少意識到自己的問題，或許就會更努力克服。

他會回答：「我的記性沒問題。」

「但你一直忘記事情。」

他會向我保證：「每個人都會忘記事情，兒子。每個人都會發生這種狀況。」

諷刺的是，父親曾經很厭惡自己未來可能失能，即使當時他沒什麼理由害怕這種事。我記得大約十年前，我還住在紐約市時，曾在一個冬日，站在河濱公園裡，向電話另一端的他大喊大叫，因為他又停用血壓藥了。儘管他是一位備受尊敬的科學家，但他從未相信藥物（或醫師）能讓他身體健康。

父親告訴我，他偶爾量血壓時，發現自己的收縮壓仍盤旋在一六〇以上。（大於一四〇就視為高血壓。）於是我對著電話大吼：「你想要中風嗎？你就不能工作了！」

他回答：「那我寧願去死。」後來他才同意重新開始服藥。

然而，如今當我們坐著等待叫到他的名字時，他就坐在塑膠椅和盆栽之間，漫不經心啜飲咖啡機製作的免費咖啡。他再次問我，怎樣才能成為器官捐贈者。我也再次給出他不想聽的答案：因為他的年紀很大，所以選擇有限。

「拜託，桑狄普，」他懇求說：「我的器官很健康。」

我說：「我們會檢查的。」我並不想在候診室裡討論他的器官。

「只要告訴我，哪裡可以拿到捐贈卡就好。」他站起身，拿起自己的公事包。「我要在這裡問。」

我急忙小聲說：「坐下來。」其他人開始盯著我們。「你不能隨便跟別人說，你想捐贈器官。就像你之前在前臺問那位女士：『妳有認識哪位需要我捐錢的寡婦嗎？』你不能這樣做。」

「我沒有。」

「你有！正常程序不是這樣的。你必須透過適當管道。」

「你又不告訴我適當管道是什麼。」

「好吧，我們會查查看。可是老爸，拜託你，你已經七十六歲了。」

他顯然很失望，開口說了什麼，但此時我們聽到有人叫他的名字：普雷姆・裘哈爾（Prem Jauhar）。我很快站起來，拍拍他的肩膀，示意他跟著我。戈登（Marc Gordon）醫師可以見我們了。

臨難不退而強大

我是在四個月前飛去北達科他州時，才開始察覺不太對勁。當時我的父母仍住在那裡，我去參加父親的退休宴會。

父母住在離法戈機場大約十英里的住宅區，那裡有磚砌房屋、方形草坪、尚未長成的樹。在那個酷熱的七月下午，我一將車停在他們的屋前，就立刻注意到前院草坪上的

「房屋出售」標牌。然而，為孫子孫女裝的鞦韆已經壞掉，而母親珍視的花園也叢生雜草。我走上前門臺階時，發現車道上有油漬，車庫屋梁上也有鏽斑。這棟房子看起來不像是準備出售的樣子。

我抵達時，父母正待在客廳裡。雖然母親拉潔（Raj）的身體愈來愈孱弱，但她堅持站起來擁抱我。那時她已經罹患帕金森氏症好幾年，她的動作緩慢又不時痙攣。儘管如此，當她穿上黃色絲質沙麗克米茲裝和戴著金色手鐲時，依然美麗動人。而為了這次宴會，她也特地用海娜粉，染了頭髮。當時我大約一年沒有見到他們，父親的頭髮比我記憶中更白、也更凌亂，他的身形似乎也比較清瘦。他拍拍我的頭，用慈愛的語氣說：「嗨，兒子。」好像我再次回到八歲一般。我還沒來得及擁抱他，他就轉頭向我妹妹蘇妮塔的丈夫維尼說：「就像我剛才說的，維尼，這裡的生活根本是地獄。我們從沒遇過這麼糟的冬天。」維尼比我早到幾分鐘。

自從去年夏天之後，我就沒來過父母的家，但我馬上發覺，這棟房子的大部分區域看起來不像有人住。給皂機已經空了，燈泡也需要更換。一瓶未開封的黑色達卡古龍水放在父親的床邊桌上，這絕對是哥哥送的禮物。在母親用來當作神龕的櫃子內，通常會裝滿香灰的黃銅碗已經擦拭乾淨，原本因為祈禱而累積的燒焦火柴堆已不見蹤影。

地下室裡，新秀麗牌的硬殼行李箱堆在角落，旁邊還有一些尚未打包的舊桌遊、舊鞋和舊書。母親的披肩掛在鉤子上，混在皺巴巴的毛衣和父親的廉價印花襯衫之間。

我走進父親的書房。一幅裱框的紀念獎牌掛在牆上，這是他在幾個月前，一場為他舉辦的告別午宴中收到的禮物，獎牌上寫著：「我們因臨難不退而強大。」書桌上到處都是黑白電子顯微鏡照片，檔案櫃也依然擺滿他的論文。

我打開抽屜，匆匆翻閱吊掛式檔案夾，想要尋找某樣東西，儘管我不太確定是要找什麼。我發現平常就放在這裡的檔案，像是〈小麥基因組間的染色體配對〉、〈三屬間雜種的細胞學特徵描述〉。我也發現幾本同一期的法戈—穆爾黑德《論壇》雜誌舊刊，封面是一張父親露出微笑的照片，標題是〈北達科他州立大學遺傳學家研發出具瘡痂病抗性的小麥〉。

然後，我發現一個貼著「失智症」標籤的資料夾。裡面是一篇從 CNN.com 下載列印的文章，標題是〈退休後的失智症：如何延緩或避免〉。這篇文章顯然被翻閱很多遍，因為「學習新語言」、「多多步行」、「維持活躍的社交關係」等建議，都用不同顏色的筆，畫線好幾次。

「你在做什麼？」

我嚇了一跳。父親就站在門口。我說：「沒什麼。」然後很快把那個資料夾擺到一旁。我盯著書桌，指向一張父親就讀大學時的黑白照片。他當時抬頭挺胸，與朋友一起擺姿勢，與如今這個在門口等得不耐煩的老人，形成強烈對比。我說：「我以前從沒看過這張照片。」

「別管它了，」父親說：「我們得去赴宴了。」

「那些人是你在大學的朋友嗎？」

「對，」他回答：「他們以前都叫我高材生，因為我總是得高分。」

我笑著說：「你看起來好年輕，絕對不可能超過十六歲吧。」

「印度分裂（印巴分治）之前，我正在讀二年級，」他說：「老師說我太聰明，所以我們重新安置後，學校讓我去讀四年級。」

我關上抽屜，心跳開始加速。「爸，我覺得你說的應該是我。我才是跳兩級的人，記得嗎？我們還在肯塔基州時，你曾經跟校長見面。」

他停頓一下，然後說：「我也跳了兩級。」

「跟我同樣的年級嗎？你確定？」

「我確定！」他回答：「好了，動作快點，我們得出發了。」

人不可能記得所有事情

在戈登醫師的診間，一名醫療助理帶我們進入一間涼颼颼的檢查室，裡面有一臺電腦、一張小書桌和三張椅子。牆上有一張海報描繪逐漸凋零的秋景：一處煙霧籠罩的池塘，池畔有枝枒虬結、光禿的樹和掉落一地的紅葉。助理把一張空白的紙放在塑膠檢查桌上，請父親坐在桌前。他愉快照做，還開玩笑說自己仍然是年輕人。然後，助理用自動化測量手環檢查父親的血壓。她將兩根手指放在父親的手腕上，計算他的脈搏，之後又檢查他的體溫和體重。所有生命徵象都很正常。

幾分鐘後，戈登醫師進來了。他有一頭捲髮，戴著眼鏡，穿著皺皺的卡其色寬鬆棉褲和格紋藍襯衫，繫著一條不相襯的領帶，完全就是他這個領域的醫師會有的打扮。我最近曾在醫院裡碰見他幾次，也已經跟他簡短描述過父親的狀況，他建議我帶父親來進行神經認知檢查。現在，戈登正熱情跟父親握手。他說：「裘哈爾博士，你好嗎？」

「很好，」父親迅速回答：「一切都很好。」

戈登在他的辦公桌前坐下，開始在鍵盤上打字。這次初診，電子病歷上有許多欄位需要填寫，所以我率先回答戈登的問題。幸運的是，父親的身體很健康。他正在服用低劑量阿斯匹靈以及調整血壓和膽固醇的藥物（至少偶爾服用），但他沒有嚴重的醫療問題，也不曾長時間住院。我講話時，父親一直靜靜坐著。我想他或許是累了（他通常會在午後小睡片刻），或者他忘記某些細節，或者他可能對戈登醫師的權威感到害怕。我瞥到他以僵硬的姿勢坐著，手放在膝蓋上，襯衫口袋塞了皮夾和幾支筆。我猜想，即使他一直否認，但他或許知道情況不太對勁，而現在他大概鬆了一口氣，因為他的問題終於得到專科醫師的關注。

我告訴戈登，我們是在三個月前父親搬到長島之後，也就是八月的時候，第一次發現他的記憶出現問題。起初，這個問題似乎沒什麼大不了。他會忘記舊識的名字，也記不住新保險箱的四位密碼。然而，這些失誤很快變得愈來愈令人擔憂。在家族聚會上，他會一遍又一遍講述相同的故事。他會指著照片並要我認人，假裝是考驗我對家族史的記憶。其中有些是我們遺忘已久的叔伯阿姨，但有些則是我自己的孩子尚在襁褓時的照片。這種轉變令人吃驚。他是世界一流的科學家，幾個月前還在主持一間小麥遺傳學實驗室，同時也是美國科學促進會的會員。

此時父親補充說：「還有美國農藝學會。」

我承認說：「對，還有那個。」然後繼續詳細說明他的記憶問題。

父親已經與母親住在希克斯維爾鎮的社區將近三個月，但他依然記不住他早該知道的路線。他曾經在從沃爾格林連鎖藥局開車回家的途中迷路，那間藥局離家只有一英里遠。他一定是以為他在對街的那間藥局，因為他離開停車場後，馬上右轉而不是左轉，然後在不熟悉的社區裡打轉將近兩小時，最後才停車向陌生人問路。他的認知問題也在影響心情。他開始經常大發雷霆，這對他而言是很大的改變。他最近曾在一次爭執中，推了母親的居家看護。

父親突然暴躁說：「你說什麼？」

「我們必須討論這些事情，裘哈爾博士，」戈登插話：「你的兒子希望我瞭解你的問題是什麼，所以他必須針對我的問題，描述一些事情。如果你有不同意的地方，請告訴我。」

然而，在接下來的問診期間，父親都保持沉默。

等到戈登開始與父親交談，戈登的語氣和藹可親，但稍微有點高高在上，這是資深醫師會有的態度。父親回答戈登的問題時，相當配合，但我可以看出他覺得其中一些問題很羞辱人。他當然知道當天的日期（二〇一四年十一月十二日），只是不知道診所地點（曼哈西特）。我告訴自己，這沒什麼大不了，他很少需要這樣回答問題。

父親記得我童年時的事，甚至是他自己童年的事，卻不太記得近期發生的事。他不記得他家最近舉辦的一次聚會，或是當天午餐他吃了什麼。戈登問：「博士，你會因為不記得某些事而感到困擾嗎？」

父親回答：「人不可能記得所有事情。」他的答案讓這位神經科醫師發出輕笑。

簡易心智量表

身體檢查結果很正常。父親的感覺功能、協調功能、運動神經強度、反射動作都算是均衡且對稱。不過，在一項稱為「簡易心智量表」（mini-mental state examination）的認知檢查中，他出現一些失誤。起初他的表現很正常。他能從一百倒數七的倍數，也能叫出手錶、鑰匙和筆的正確名稱。他知道最近關於伊斯蘭國的新聞，而且他聽到「菠菜」、「小提琴」、「大象」等詞彙之後，能夠立即複誦，過了大約三分鐘後，依然記得這些詞彙。戈登醫師要他寫下一個句子時，他寫道：「你是一個好人。」

然而，他犯了一些出乎意料的錯誤。他能拼出 WORLD 一詞，卻無法正確倒著拼回來（DLROW）。他說現任總統是小布希，然後又將答案修正為歐巴馬。他也不太能畫出一個指向十一點十分的時鐘。令我費解的是，他居然忘記時鐘上有時針和分針，也忘記三點和九點的刻度應該與十二點和六點的刻度保持垂直。我後來才知道，這是視覺空間推理功能受損的明顯表徵。父親將那張圖交還給戈登時，說道：「這樣不對。」

戈登問：「為什麼不對？」

父親解釋：「我沒有畫出細節。」

戈登催促他回答：「博士，為什麼你不畫出細節？」

父親突然發脾氣說：「因為我不想。」

測驗結束後，戈登解釋他的檢查結果。父親在滿分三十分的簡易心智量表中，獲得二十三分或二十五分，這取決於戈登對其中一些答案的評分。這項結果加上我之前提供的病史（以及父親無法提供的病史），符合「失憶型」輕度認知障礙的診斷。

我對「輕度認知障礙」（mild cognitive impairment, MCI）一詞感到很陌生。從事醫學工作將近二十年來，我從未聽過這種疾病。這個診斷名稱首先在一九八八年的精神病學文獻中出現，但是早在一九六〇年代的論文就有它的蹤跡，當時有人將它稱為「輕度失智症」、「有限性失智症」、「可疑失智症」、「衰老性健忘」。

戈登解釋，輕度認知障礙代表父親的認知功能比同齡人的應有狀態更糟糕，但或許沒有糟糕到足以歸類為真正的失智症。儘管父親的幾個心智領域都有明顯障礙，且記憶方面最為顯著，但他依然能以其他方式彌補這些障礙，所以大多數遇到他的人都不會察覺任何問題。然而，就像大多數罹患這種疾病的病人，父親在進行比較複雜的活動時，也開始需要協助，例如開車。

戈登表示，高達五分之一的老年人都有輕度認知障礙，而百分之二十以上的輕度認知障礙病人會繼續惡化為失智症（戈登懷疑父親可能已經處於早期階段）。父親可以採取一些措施來降低疾病惡化的機率，例如健康飲食、規律運動、參加社交活動。但是，沒有任何方法能預測這種疾病的病程。

戈登告訴我們，我們可以做更多檢查，例如進行特殊的正子斷層造影掃描，來尋找β類澱粉蛋白（beta-amyloid），這是一種會在阿茲海默症病人腦中累積的異常蛋白質。不過，這種掃描很昂貴，醫療保險不會給付。β類澱粉蛋白是否存在，也與疾病的活性只有微弱的相關性，而且無論如何，阿茲海默症都沒有良好的治療方式，所以戈登說他不建議進行。

我並不覺得意外。雖然神經科醫師往往是診斷大師，但令人沮喪的是，他們能為病人提供的幫助通常不多。儘管如此，戈登仍表示他會讓父親開始服用愛憶欣（Aricept），這是四種已核准用於治療阿茲海默症的藥物之一。使用愛憶欣治療失智症，有點像是使用泰諾（Tylenol）治療關節炎。愛憶欣或許可改善父親的記憶力（但改善幅度輕微），卻無法延緩認知障礙的惡化。不過戈登說，如果父親可以維持現有程度，那就是小小的勝利。他建議我在六個月後，帶父親回來進行追蹤回診。

我們起身準備離開時，父親說：「謝謝你撥空為我看診，醫師。」他似乎對剛才收到的重磅消息毫不在意。他向戈登索取名片，然後給出自己的名片。他的名片是簡潔的黃色卡片，上面印有他的姓名、地址及頭銜「美國科學促進會會員」。名片底部寫著「成功是旅程，而不是終點」。

我們走回我的車，我為父親打開車門，然後他坐進副駕駛座。他想要繫安全帶，卻一直失敗，過了幾秒後終於放棄，要我幫他扣上安全帶。我坐進駕駛座，開始倒車，心中陷入沉思。

我們在等紅綠燈時，父親問我：「所以，那位神經科醫師怎麼說？」

「他說你有記憶問題。」

父親嗤之以鼻，轉頭盯著車窗外，「在我這個年紀，這種現象很正常，不是嗎？」

最可怕的疾病

最先要求我們帶父親去看神經科醫師的人是母親。當時是一個涼風習習的秋夜，我們在希克斯維爾鎮的社區裡散步。鳥兒啁啾鳴叫，灑水器噴著水，孩童在空蕩蕩的街道上騎三輪車。母親告訴我，父親上週末從西爾斯百貨開車回家時，居然迷路了。儘管當時母親讓父親打電話聯絡我們三兄妹其中一人，但他卻決定在大馬路上停車，揮手攔下路人問路。在那個九月的夜晚，當我扶著母親走上階梯回家時，她轉頭望著我，終於輕聲問出那個我們都不敢問的問題：「你爸是不是有阿茲海默症？」

醫師兼散文家路易士．湯姆斯（Lewis Thomas）將失智症稱為「最可怕的疾病」，而阿茲海默症是最常見的失智症類型。母親肯定會同意湯姆斯的看法。對母親而言，失去控制、社會汙名、最終完全仰賴機構照護，是老年人最悲慘的命運。儘管帕金森氏症剝奪她的運動功能及她喜愛的生活，但相較之下，阿茲海默症甚至比帕金森氏症更可怕。

一九七七年我們搬到美國時，這個國家正處於可稱為「阿茲海默症大覺醒運動」的浪潮。前幾年進行的研究顯示，這種疾病遠比原本以為的更普遍，而且其實是美國社會的主要死因之一，與心臟病和癌症不相上下。

自此之後，隨著愈來愈多人活到老年，這項研究發現已經成為無庸置疑的事實。如今，每個人都有認識的人罹患失智症。據估計，目前罹患阿茲海默症或相關失智症的美國成人數已達到六百萬，大約等於每十個六十五歲以上的美國人就有一個罹患失智症，而且這個數字預期會在三十年內翻倍。按照預測，到了本世紀中葉，將會有接近一千五百萬名美國人罹患這種疾病，全世界也會有超過一億人為失智症所苦，可能超越癌症，成為第二大死因（心臟病仍是第一大死因）。民調顯示，失智症確實比癌症更令人恐懼。這是一種比死亡本身更令人恐懼的疾病。

二〇一四年秋天那次與戈登醫師的初診，使我們全家人都踏上一段旅程。在接下來幾年內，我們會應對父親逐漸惡化的病情，同時我自己也開始努力瞭解他的大腦及其他失智症病人的大腦。

本書就是這段旅程的紀錄。書中敘述在父親的病情逐漸惡化的過程中，特別是在他人生的最後階段，我與父親之間的關係。書中也敘述了家庭成員必須成為照護者時，會產生的複雜狀況、手足之間的紐帶，以及這些紐帶所受的考驗。儘管書中記錄的對話和衝突是我家發生的狀況，但是在許多方面，它們也普遍可見——每一個面臨家中長者心智衰退的家庭，都會出現這些對話和衝突。

除了我的個人故事之外，本書也探討以下幾點：大腦及其隨老化而退化的方式和原因；記憶如何為我們的人生賦予意義，即使記憶會隨著時間動搖或改變也一樣；失智症如何讓我們對「身為人」的意義理解變得複雜，也讓病人、家屬和整個社會對這一切意義的理解變得複雜。

我獲得的知識幫助我進入父親的世界，也幫助我消除我們之間至少一部分的鴻溝，而我一輩子都在想方設法跨越這道鴻溝。儘管如此，這或許是我經歷過最艱難的旅程。將近七年來，我不斷對父親敦促又激勵、威脅又哄騙、乞求又懇求、鼓勵又奚落。我要求父親散步、幫他買書、強迫他拼拼圖。我既愛他、照顧他，卻也恨他。

父親的雙眼似乎在說：「別忘記我。」因此，身為兒子，我努力完整保留關於他的記憶。最終我逐漸比他自己還更瞭解他——他是什麼樣的人、他的喜惡。這是一種很奇怪的責任。我發現自己會在聚會上說：「他寫過書，得過學術獎項。」我會不斷提醒所有人，他不僅僅是個生病的老人而已。

最後，我對他的記憶也只剩片段。步入中年後，我的記性也在衰退。我會幻想從前的他。從前的他會在言語和手勢中隱隱出現，既模糊又遙遠、就像一種感覺、幾乎未留痕跡。

但有時這些破碎的元素會同時出現，然後昔日的父親就會現身，拉著當年穿筆挺制服的我走去公車站，他緊緊抓著我的手指，就像我如今抓著他的手指。當然，我的這段記憶只是虛構，但那個虛構的父親不像是鬼魂，反而更像他逐漸成為的人。

那年十一月，我們在大冷天從戈登醫師的診間開車離開時，我並不知道未來會發生的各種細節。但是身為醫師，我知道這種疾病終將獲得勝利。過程中不會有意外，也不會有奇蹟。我們注定輸掉這場戰爭。我腦中唯一的問題是，這場敗仗將會讓我們犧牲多少。

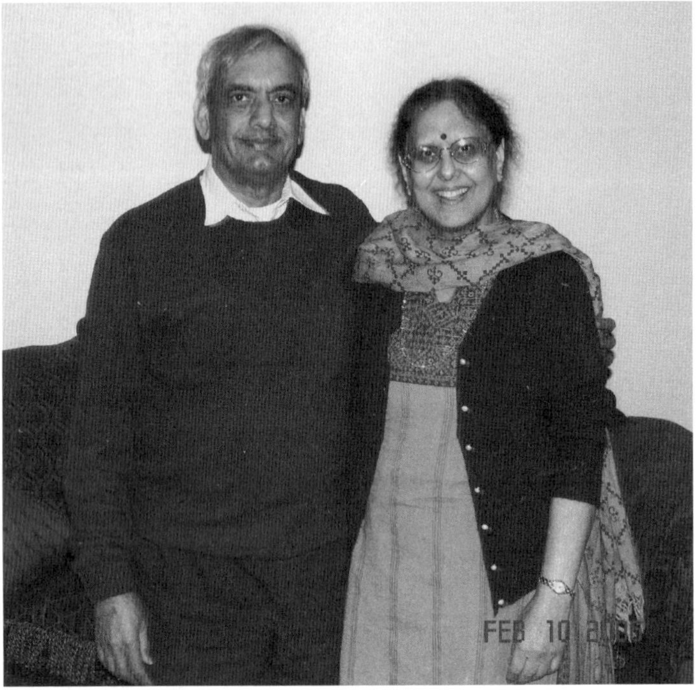

我的父親普雷姆與母親拉潔

第一部

斑塊與纏結

一、我們隨時可以搬去喬治亞州

二〇一四年七月某個早晨，大概是我飛去法戈市參加父親退休宴會的一週前，父親的前鄰居寄給我一封令人心煩意亂的電子郵件。儘管我曾見過這位鄰居幾次，甚至聯絡對方邀他參加這場宴會，但他依然覺得有必要介紹自己。

「我是達姆勒（Ajit Damle）。」他寫道：「我之前曾住在法戈市，就住在你父母家對面。我曾是當地醫院的心血管外科醫師，最近退休，現在已經搬到佛羅里達州。

「我從普雷姆和拉潔搬到法戈市之後，就認識他們了。我們非常想念他們。普雷姆的謙遜作風（在我們跟他變熟之前），讓人很難發現他擁有世界級科學家的重要地位。在我們成為朋友的這些年來，我愈來愈欣賞他的個性。拉潔非常親切，即使只是隨意敲門拜訪，她都要讓我們吃了她做的旁遮普美食，才放我們離開。隨著時間過去，他們兩人在當地印度社區都提升到長老般的地位。

「遺憾的是，我們無法出席七月十九日的宴會，但我會打電話及寫信給普雷姆和拉潔。我很高興他們即將搬去紐約，我上次拜訪時，也發現那棟房子正在出售中。我只是想讓你知道，我偶爾會向普雷姆提出財務規劃和其他事務的建議。我非常擔憂他變得與過去不一樣。請恕我直言，但我對拉潔和普雷姆的敬重及喜愛，促使我寫下這封信。」

他繼續寫道：「你父母最近曾到坦帕拜訪我們。我們曾開誠布公討論他們在退休後該怎麼生活。他們顯然很焦慮。他們跟我說了他們的財務狀況，我認為他們根本不需要擔心，但仍然需要一些規劃。

「我知道你們兄妹三人都很愛他們，而且將會無私照顧他們。然而，由於我今年六十三歲又已經退休，我對老年心理學有更深的瞭解。他們直覺想到的應變方案有點疑神疑鬼，而且他們（就跟任何姻親一樣）不想要依靠你們的配偶。所以，如果你們可以說服他們去找財務規劃師和律師來設立遺囑等等，會對他們很有幫助。他們希望獨立生活，但不確定該怎麼做。」

晚年時獨立生活，原本絕對不在我父母的計畫內。他們在將近四十年前，從印度移民到美國，而在他們的原生文化裡，兒子（或媳婦）應該要照顧老邁的父母。在一個幾乎沒有安全網的國家裡，成年兒子是最可靠的社會保障。因此，在我們能對這件事發表意見之前，我們早就以為，父母會在時機成熟時，搬來跟拉吉夫或我同住。父親經常提醒我們：「在你們還是嬰兒的時候，我們曾經幫你們擦屁股。」不需要他明講，我們也知道他期待我們感恩圖報。當我父母無法再照顧自己時會發生什麼事，是一個沉重的話題，因為我父母不僅擔憂自身的健康及安全，也顧慮兒女的文化選擇，以及自己的家長權威是否會隨著我們長大而逐漸消逝。這不是能開玩笑的話題。我記得父親只跟我們開過一次關於這件事的玩笑，當時他問拉吉夫和我，會不會在他老的時候給他免費的醫療照護。我向他保證，我們會幫他打折。

然而這些年來，隨著哥哥、妹妹和我陸續搬走，家庭成員四散各地，父母的晚年藍圖逐漸演變成他們曾經強行索要、但如今不願履行的承諾。這種轉變始於我們的青少年時期，當時哥哥和我因為約會、喝酒及其他美國文化習俗，而與父母起衝突，但在我們去讀大學和醫學院、並培養出獨立的生活方式時，這種轉變仍持續存在。不論是對我們或對父母而言，堅守在印度文化陰影下成長的計畫並不容易，何況連印度文化本身都已然改變。我們沒人想再住在同一屋簷下。如果我們覺得父母太傳統，父母一定也覺得我們太前衛。

儘管如此，即使我們很少討論，問題依然存在：父母無法再獨立生活時，要住在哪裡？就像大多數家庭，我們一直拖著不談這件事，直到二〇一一年母親確診帕金森氏症之後，情況才變得比較緊迫，那時我們兄妹三人都已經離開原生家庭大約二十年。隨著母親的病情逐漸惡化，哥哥和我催促父親退休，然後與母親一起搬到長島，這樣就能離我們住得更近。然而，當時父親還沒準備好退休。他剛以北達科他州立大學全職教授的身分，達到美國農業部的最高薪級，希望為自己這些年來的辛勤工作，多獲取一些金錢報酬。

然後在二〇一二年，父親告訴我，他的系所訂立一條規定，要求教職人員每年必須發表至少兩篇研究論文。這是很蠻橫的標準，顯然是專為逼迫父親這樣的年邁科學家離開而訂立，但我相信父親可以輕鬆滿足這項標準；他已經在世界上最負盛名的科學期刊發表超過一百篇經過同儕審查的論文。但奇怪的是，父親開始表示，他認為自己待在學術界的日子所剩不多。他跟我說，他不想趕在期限內產出低品質的論文，這有損他的優秀紀錄。他開始花更多時間待在辦公室，想要完成研究工作，卻似乎沒什麼進展。回想當時，如果父親擔心他無法滿足自己的高標準，我早該知道情況比表面上更糟。

於是，一連串令人不舒服的對話開始了，父親試圖在這些對話中，判斷哥哥和我是否誠心請他和母親搬到長島，住在我們家附近。「我們隨時可以搬去喬治亞州，」他會用反擊的語氣，對母親說：「我聽說阿森斯市不錯。」（我父母在喬治亞州根本沒有認識的人。）我們努力消除他的擔憂，拉吉夫甚至提議，幫他們在長島買一棟房子。然而父親對於進入我們的生活一直抱有不安全感，使我們起初就猶豫要不要進行這一步。如果我父母沒那麼傳統，他們或許會選擇搬到明尼亞波里斯，住在我妹蘇妮塔一家附近。可是，印度文化並不允許他們在晚年依賴女兒和女婿。

最後，經過將近兩年遲遲不決的討論之後，父親終於在二〇一三年十一月宣布，他將在二〇一四年夏天退休，而且他和母親會搬到長島的希克斯維爾鎮，住在離拉吉夫和我都大約八英里的地方。母親的表妹娜妮也住在那裡。希克斯維爾鎮擁有印度教寺廟和印度煎餅店，而父母過去二十五年都住在主要由白人構成的中西部社區，所以這兩個地方的文化差異極大。父親說，他們是因為母親的病，才搬到離家人很近的地方。但我懷疑，當時他們或許也是因為父親的因素才搬家。

情況愈來愈糟了

那年八月，父母搬進一棟雙臥室的錯層式住宅，地點在長島的一條安靜街道上，屬於很樸實的社區。他們在美國定居之後，大半時間都住在這種社區，只是這裡的環境更多元。將近四十年來，儘管他們在美國生活，卻一直堅守他們記憶中的印度文化。他們傾身端詳新世界，但從未真正接受它。如今，他們身邊終於出現不少與他們有較多共通點的人，至少在文化上是如此，所以我們希望他們可以在晚年擁有更舒適的生活。

然而，等父母抵達長島時，我驚覺自我上個月去法戈市探望之後，他們的狀況又明顯惡化了——父親易怒且健忘，母親行走時需要協助。他們帶著善良的清潔女工雪倫一起過來，陪伴他們兩週，協助他們搬家。雪倫的身體健壯結實，戴著眼鏡，是在法戈市定居的第三代北歐裔美國人。她已經認識我父母許多年，所以她就像磁鐵棒吸引鐵屑一樣，能夠迅速收拾好我父母從法戈市帶來、使用將近二十年的各種雜物。某天晚上，我們在廚房整理餐具時，她把我拉到一邊，直言不諱說：「情況愈來愈糟了。」我以為她指的是母親，但其實她更擔心的是父親。

「他的頭腦有時會變得混亂，彷彿事情全都攪在一起，他沒辦法理清楚，」她說：「我擔心他將來沒辦法照顧自己，更別提照顧你母親了。他必須把所有事情都安排得清楚明瞭，否則就會搞混。」她告訴我，同年夏初，父親從法戈市的實驗室開車回家途中迷路了。父親打電話回家時，雪倫剛好在我父母家，所以她指引父親開回家。

我靜靜聽她繼續說：「還有一次，他打電話請我過去。他說：『我想要賣房子，需要怎麼做呢？』我說：『這個嘛，我們必須讓房子看起來像樣一點。不要急著賣掉。』他說：『我什麼時候需要訂機票？』我說：『你之前搬過家，甚至是跨洲搬家。別跟我說你不知道怎麼搬家。』他說：『上次是政府幫我搬家，我不知道怎麼做。』我知道他很憂慮，你媽又沒辦法做這件事，所以我就一起過來了。」

雪倫又說：「如果他在一年內就惡化這麼多，我擔心之後會發生更嚴重的事。」

在長島，由於我們幾乎每天見面，所以我發現父親的衰弱程度比在法戈市時更加明顯。對他這樣通常會堅持己見的人而言，他在搬家期間居然顯得漠不關心，這是很奇怪的現象。關於家具或電視擺放的位置，或是掛在牆上的裝飾，他幾乎沒表達任何意見。然而，他又堅持掛上一張寫著「生日快樂」的海報，上面列出所有孫輩的名字。他解釋說：「這樣能省時間。」

在法戈市，他的行程嚴謹且死板，但如今他的生活似乎變得雜亂無章。每天下午、甚至是大多數早晨，他都會小睡片刻。他避免惱人高溫的方式是拉上窗簾，而不是打開空調。他不睡覺時會看電視，大多是印度肥皂劇和寶萊塢音樂影片。

這種行為特別古怪，因為他曾經很愛看新聞。在我兒時的週日早上，新聞主播布林克利的嗓音，就跟母親催促我們到餐桌吃她做的馬鈴薯印度麵餅，一樣令我熟悉。我念中學時，父親和我會去加州大學河濱分校的圖書館（我在那附近長大），閱讀《紐約時報》或有關政治及外交政策的書籍和新聞雜誌，尤其是有關核武器管制的題材，因為我當時對這方面特別感興趣。我十三歲生日時，他送我一本《洛杉磯時報》著名頭版合集，收錄的頭版標題包括：〈和平〉、〈月球漫步〉、〈尼克森辭職〉。後來，我們總是會在其他家人上床之後，一起觀看《夜線》新聞節目。父親一直鼓勵子女追蹤全球正在發生的大小事件。然而，現在父親不間斷觀看的是舞蹈影片，還有占星師兼靈數師喬提許一分鐘五美元電話服務的殷勤廣告。

我以為我能藉由詢問父親的學術研究工作，來引起他的興趣，但如今他已經退休，似乎對這個話題不怎麼感興趣。我雇用一名女大學生來幫助他撰寫回憶錄，因為他數年來一直計劃做這件事，但父親不斷取消會面，之後她就不再來了。

然後在某天早晨，當陽光透過廚房的小窗戶照進來，父親問我，為什麼他一天只服用六顆藥。他好奇說：「我第七天要吃什麼藥？」

起初我努力說服自己，這些失誤是退休和搬家帶來的壓力，以及失去熟悉的生活規律所導致的後果。我對自己說，等父親愈來愈習慣新家、交到新朋友之後，情況就會好轉。於是，我們邀請母親的表妹娜妮及表妹夫歐米，參加我們的家庭聚會，希望他們能幫忙我父母進入他們的社交圈。但他們的態度一直都相當冷淡疏離，或許是意識到我們家的未來走向，所以不願意承擔超出他們能力範圍的責任。

兩個月內更換七名看護

四十九年來，我父母幾乎任何事都一起做，所以母親的情況也隨著父親開始惡化，這大概是很合理的發展。她還住在法戈市的時候，就幾乎很難自行站起身，如今她的身體失能狀況更加明顯。我在晚間下班後去探望時，她會坐在餐桌旁，身邊是父親散落的論文，而食物灑在她的圍兜上。母親的臉龐曾經能夠輕易揚起微笑，如今卻顯得面無表情。與她對話曾經十分輕鬆自在，現在卻不再流暢自然。帕金森氏症也讓她的血壓降到危險程度，使她經常昏倒。她甚至不再煮飯。雪倫告訴我，我父母住在法戈市時，一週有三次晚餐是吃穀物麥片。從前我們住在兩千英里之外，根本不知道這些事。

母親病情惡化，無疑讓父親過得很辛苦；照顧她所需的身體勞動本身，就是令他難以承受的工作。母親不願意使用床邊座椅式便桶，所以父親總是帶她走去廁所，甚至半夜也是如此，因為我們擔心她會在半夜跌倒，導致髖骨骨折。父親會在清晨六點起床，讓母親服用甲狀腺藥物，然後在九點給她其餘藥物。每天早晨，父親會要求母親在跑步機上步行，儘管她的平衡愈來愈差，也照舊如此。如果我們雇用的兼職看護提早結束母親的運動，父親就會發脾氣，即使是母親堅持結束也一樣。父親會低聲斥責：「你根本不關心我妻子。」

父親會因為母親的看護輪值而大發雷霆，當看護在他一夜無眠之後的早晨開始交接時，更是如此。父親會說他不需要看護、請看護是浪費錢、他可以自己處理。他認為其中幾名看護太「前衛」或太過「獨立」，有一次他還指責看護「愛現」。我會向看護解釋，我父親頭腦不清醒。大多數看護會因為需要工作而繼續忍受這種辱罵。即使如此，我們也在兩個月內更換七名看護。看護第一天辭職的比例達到六成。

儘管父親愈來愈幫不上忙，但他依然對母親保留一定程度的控制力，而且他很熱中利用這種控制力。午後，父親會堅持要母親吃掉他為她切的水果，即使母親根本沒心情吃。餐桌上，父親會堅持要母親吃完盤中的食物，即使她根本不餓。就算不情願，母親還是會默默照做，因為母親沒有精力可以浪費在跟他吵架上。儘管如此，母親還是會因為父親的不斷勸誡而感到挫折，父親這麼做是出於一種已經變質的奉獻精神，他會要求母親吃多一點、增加體重、運動、吃水果、用正確的方式做事——也就是用他的方式做事。當我要求他解釋，為什麼他總是覺得自己需要一直批判母親時，他就會告訴我：「那是因為我愛她。」他當然愛她，但母親的病情無法緩解，也沒有康復的希望，而且不論父親做了多少努力，母親的病程也無法改變。這些事實耗盡他的精神，讓他既憤怒又怨恨。

他們兩人總是以截然不同的方式，與世界建立連結。母親謹慎穩重；父親經常衝動行事。母親知足又戀家；父親銳意進取且喜愛旅遊。母親在富裕的新德里住宅長大，身邊還有僕從伺候；父親出身於坎普爾的鄉間地區，在貧困環境中成長。母親圓滑且善於社交；父親固執且古怪。

婚後的最初幾年，兩人的婚姻關係十分緊張。他們對姻親的憤怒及怨恨難以消解，幾乎任何事都可能引發一場謾罵和淚水交織的災難。不過隨著時間過去，他們逐漸瞭解彼此。母親以一種糊里糊塗的順從態度，接受父親的怪癖，彷彿這些怪癖是命中注定，只不過是婚姻的一部分，而她下定決心要充分經營這段婚姻。她不相信諮商或分析或戲劇化轉折，只相信全力以赴並努力向前，以維持尊嚴和優雅的姿態，接受自己的處境。

母親一直保有這些特質，即使身體狀況衰弱時，也依然如此。搬家後不久的一個夜晚，我正在扶她上樓去臥室，她走得很慢；經過近期幾次摔倒後，她很害怕再次跌倒。

不過，即使母親走得很辛苦，即使她抓著樓梯欄杆的雙手發白，她還是轉頭望向我說：「你一定覺得很難受。」

願老天保佑正在經歷這一切的人

我們希望父母能待在自己的家愈久愈好，他們也希望如此，這代表我們兄妹三人必須共同承擔幫助父母的責任。我們以為讓父母繼續獨立生活，只需要付出小小的代價就好。妹妹經常從明尼亞波里斯前來探望父母，她會為母親洗澡穿衣。我會為母親開藥，並幫忙去食品雜貨店購物。哥哥則負責處理家務問題。儘管如此，父母的家就像他們倆一樣，一直處於破敗凋零的狀態。

二〇一四年的夏天，我們三兄妹加入美國大約一千五百萬名無薪（且未受過訓練）照顧中老年的家庭照護者行列。二〇一六年的一項研究發現，在這個大多未獲關注的勞動族群中，最忙碌的一半人口平均每週花費將近三十小時，為親屬提供照護，其中許多親屬罹患失智症。據估計，每年這些無薪工作的時間價值超過四千億美元。這些照護工作需要付出龐大的代價（附注：二〇〇五年，一項為期兩年的研究發現，五十七名照護者唾液中的杏仁核和海馬迴較小、前額皮質醇濃度顯著高於對照組，這種現象與慢性壓力有關），家庭照護者罹患憂鬱症的風險增加，出現身體損傷和職業問題的機率也提高，包括喪失工作生產力。照顧生病和年長的親人往往是全職工作。在美國，生病及老化很可能帶來可怕的後果。

父母搬過來以後，我在《紐約時報》發表過一篇文章談論此事。有一名家庭照護者在評論區寫道：「這是我做過最艱難的無薪工作。我父親需要全天候照護，所以我必須雇用一群照護者來幫忙，還要處理父親的醫療、逐漸減少的存款、出售他的房子、幫他搬家好幾次，並應對每日發生的危機。願老天保佑正在經歷這一切的所有人。」

另一人寫道：「我既幸運又不幸，我的父母在我二十幾歲到三十歲出頭期間，逐漸退化衰弱。不幸是因為我失去他們時還很年輕，而當時年輕的我必須學會照顧他們，同時還要努力建立自己的事業和生活。幸運是因為我當時年輕，有體力照顧他們。我並不後悔：他們是好父母，而當他們過世時，我知道自己已經為他們盡了全力。但這也是有代價的。我沒有配偶、沒有孩子，如今即將滿六十歲，」她繼續寫道：「我不久之後就要退休，在這個世界上可說是孑然一身。」

歷史可以為目前的現象提供一些借鑑。一百年前，大多數美國人生活在多代同堂的大家庭，約三分之一的人口住在農場。如今，大多數美國人住在都市地區，並生活在分散獨立的小家庭。文化方面也發生轉變，愈來愈多妻子和女兒外出工作，子女長大之後也開拓自己的路。這些新出現的自由確實產生效益，但也帶來代價。隨著美國人的壽命愈來愈長，慢性疾病愈來愈多，他們將來也需要完全獨立生活許多年，而身邊能幫忙照顧自己的親屬卻比從前更少。政府支援幾乎不存在。

〔附注：缺乏政府支援的狀況逐漸開始改變。二〇一五年，也就是我父母親搬到長島之後隔年，當時的紐約州長古莫（Andrew Cuomo）宣布提撥六千七百五十萬美元，幫忙減輕該州約一百萬名非正式照護者照顧失智症病人的負擔。這筆撥款用於支付諮商、教育、互助小組及二十四小時熱線，也用於補助以每小時十五美元雇用朋友和鄰居的支出，讓家庭成員可以偶爾從照護壓力中喘息片刻。他們可以出門辦事、見見朋友，甚至只是小睡一下也行。這項協助沒有財務資格規定，所以不符合「聯邦醫療補助」（Medicaid）資格來支付居家看護的人，也能獲得幫助。北卡羅來納州、北達科他州、明尼蘇達州、佛蒙特州等其他幾州也有類似計畫，但規模比紐約州小。然而，大多數州都沒有提供這類協助。〕

負擔都落在無薪照護者肩上

雪倫離開後，我撥打熱線，聯絡納蘇郡長者服務辦公室，想知道有什麼資源可供母親使用。答案是沒有資源，除非我們能付錢。在長者照護工作的大多數層面，這種缺乏支援的現象比比皆是。例如，失智症照護每年總支出為兩千億美元，但是「聯邦醫療保險」（Medicare）僅支付其中一百一十億美元。差額必須由家庭支付，每個家庭每年總計需要花費八萬美元，幾乎是癌症或心臟病開支的兩倍。（附注：二〇一八年，美國失智症病人的一生照護費用，平均將近三十五萬美元，其中百分之七十是居家照護費用，包括有薪看護和耐用的醫療設備，例如輪椅。由於缺乏政府協助，家庭必須背負大部分重擔。）

「長期照護保險」或許能幫忙支撐這個重擔，但大多數美國人都沒有或買不起這類保險。美國政府的做法和其他已開發國家大相逕庭。舉例來說，法國和瑞典在長者社會服務的支出是醫療照護的兩倍。反觀美國，百分之二十五的聯邦醫療保險是用於百分之五的病人生命最後一年的緊急醫療需求。這筆錢大多花在住院病人生命的最後數個月。

聯邦醫療保險確實給付一些居家服務，但僅限病人住院後，才能給付（而且只給付一小段時間，通常是幾週）。像我母親這樣需要「監護」照護的病人（亦即需要協助如廁、洗澡或進食的病人），大多只能靠自己。安寧療護或許可獲得補助，但僅限絕症晚期病人，大多數老年美國人並不符合這個類別。因此，像我母親這樣的許多病人，都困在某種停滯不前的狀態：沒有病重到足以接受政府補助的協助，但也沒有健康到足以在無需協助的情況下獨立生活。如此一來，除非家庭能夠花錢雇用私人看護，否則長者照護的大部分負擔，都會落在無薪照護者肩上。

「只要我透露自己沒有多少錢能支付他們的服務，就沒有老人照護機構想要花時間跟我講電話，」另一名照護者在網路上寫道：「我母親只有聯邦醫療保險和小額的社會安全支票，他們根本沒興趣幫助她。我理解他們的反應，也知道這些機構需要賺錢來支付人事、設施和保險的費用，但這對我來說是當頭棒喝。在我看來，這個國家的長者照護體系對待孱弱又沒什麼錢的老年公民及家屬，真是殘酷無情。」

這則評論並不令我意外。這反映出利潤導向的美國醫療體系使大眾普遍感到失望，而我在行醫的這些年，早已十分瞭解這套體系。然而，如今我父母也困在這套體系中。

幸運的是，父母親有存一些錢來支付母親的照護開銷。父親有政府退休金，這歸功於他與農業部的合作，而且他們兩人都能夠獲得社會安全福利。可是，我們三兄妹該不該嘗試保留這些資產？我們該不該將這些資產轉移到信託基金，這樣父母就能符合聯邦醫療補助的資格，以便獲得監護照護和安養院照護的補助？

更急迫的問題是，生前預囑（living will）怎麼辦？醫療代理人怎麼辦？授權書怎麼辦？我們該不該諮詢長者照護律師？以上只是我們在二〇一四年的夏天，開始設法克服的一部分問題而已。

不過，儘管父母的獨立生活需要我們承受逐步增加的財務和情感負擔，但過程中不乏一些時刻，提醒我們這麼做是值得的。某天下午，我在車上打電話給父親，跟他說我晚點會去他們家補充母親的藥盒。通話結束後，他忘記掛掉電話。我聽到他打開電視，電視上正在播放一首熱門的印度電影歌曲。

他問母親：「妳要跟我一起聽音樂嗎？」母親沒回答。

他說：「來嘛，牽著我的手。」

我聽到母親說：「沒人對我有任何用處。」

「我有，」父親說：「孩子們也有。來，牽著我的手，跟我一起跳舞。」

二、所以，你什麼時候會帶琵雅來？

父母在長島過第一個冬天時，某天父親和我去散步，那時離我們去找戈登醫師就診已經過了幾週時間。當天豔陽高照，使我們兩側的白色雪堆散發螢螢光輝。那年比較早開始下雪，人行道旁的雪堆已經融化成灰撲撲的蜂巢模樣。車道上的汽車覆蓋一層霜。路面上的鹽粒在我們的鞋下劈啪作響。

我指著人行道突出的地方說：「你在這裡絆了一跤，記得嗎？」

父親點頭。他還是很英俊，黑白參雜的八字鬍經過精心修剪，看起來比實際年齡小二十歲。那天下午，他穿著紅色毛衣，搭配飛行員外套，頭上戴著綠色遮耳帽。「我當時在跑步。」（他當時在走路。）他回憶起那次突然跌倒的事件，幸好他沒受傷。「天色很暗。」

「你不要在天黑之後出門，」我告誡他：「我之前就跟你說過。」

「我應該跟琵雅一起出門，」他笑著說：「你什麼時候會帶她來？」

我回答：「我上個週末才帶她來過。」

他大叫：「你沒有！」

「我有。」

「好吧，你應該更常帶她來。這孩子好可愛。」

我跟他說我會的。我不忍心告訴他，他疼愛的孫女很少再想來探望他們。

他停下來，用手指擤鼻子，在溼溼的雪上留下一串鼻涕。他說：「好了，我們回去吧。」我們才走了大約一個街區。

「你不想再多走走嗎？」

他說：「不想，我累了。」然後轉身往回走。接著，彷彿是接到提示一般，這段對話「倒帶」了。「所以，你什麼時候會帶琵雅來？」

記憶為何退化

正如那次散步談話所顯露的，父親在那年冬天最令人困擾的症狀是短期記憶喪失，但我開始思考，記憶到底是什麼？記憶怎麼在腦中編碼？導致失智症病人記憶退化的原因又是什麼？

對我而言，這些不僅僅是學術問題而已。我不只是醫師，也是父親的兒子，所以我覺得自己必須探索這些問題，其中一個辦法就是研究腦部退化的科學。我希望透過深入瞭解父親的病症，能幫助我理解他正在經歷的困境，以及我們一家將在未來幾個月、甚至未來幾年面臨的情況。

同時我也認為，正視父親的記憶喪失問題，會幫助我應對情感和實際層面的兩難處境。當你愛的人逐漸變成不同的人時，就會出現這樣的處境。我會廣泛探索，從深層的問題（例如是什麼讓我們成為我們、怎樣遵守父親對於未來自我的願望）到更具體的事務（例如藥物的效用、新療法和照護策略）都涵蓋在內。

我相信，知識會為我提供洞見，讓我更瞭解整體情況，同時也會賦予我同理心（儘管不是每次都能如預期般發揮作用）。在接下來幾年，只要父親的行為似乎任意無序、難以理解、缺乏目的或計畫，就是我身為照護者最沮喪的時候。因此，學習失智症的相關科學和歷史知識，不僅能解釋他的需求，也讓我能把自己照顧得更好。

那年冬天，我開始閱讀關於記憶喪失的記述文獻，其中一則是男子失去了「記憶形成」（memory formation）能力的傳奇病例。接下來好幾年，我一直回頭閱讀他的故事，藉此瞭解父親的腦內正在發生什麼事，以及他和我們即將發生什麼事。

莫萊森（Henry Molaison，出於保護隱私，科學文獻上使用的名稱為 H.M.，直到他在二〇〇八年過世後，才還原真名）在一九二六年出生於康乃狄克州曼斯菲爾鎮，這座小鎮位於哈特福市以東約十英里處。莫萊森的雙親分別是電工和家庭主婦，他是家中獨子，童年原本十分普通，但他在十歲之後開始發作癲癇。癲癇是在一場腳踏車車禍之後開始發作的，但這場車禍可能不是導致癲癇的原因。

起初，癲癇症狀很輕微。莫萊森會張開嘴巴及閉上眼睛，有時則是抓搔手臂或搖擺身體，看起來就像在夢遊，最後才會清醒過來，搖著頭說：「我必須擺脫這個問題。」然而到他十五歲時，癲癇已經演變成更嚴重的症狀，包括咬舌、尿失禁、癲癇後嚴重意識不清。

莫萊森本來就很害羞，對科學很著迷、但生性孤僻，結果因為這種導致身體虛弱的病症，使他在社交上更加遭到孤立。他從高中輟學，與父母同住（但他最終在二十一歲時，返回學校取得學位）。儘管他的智商高於平均，但他很難擁有穩定工作。他曾有一段時間在哈特福市的安德伍德打字機工廠，修理電動馬達。雖然他一直接受高劑量抗癲癇藥物治療，但他的癲癇仍持續惡化。到了二十歲出頭，他一天會發作大約十次。

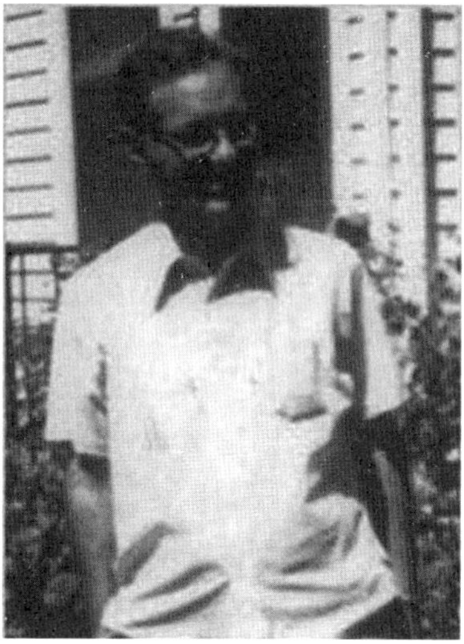
莫萊森　（照片出處：suzannecorkin.com）

一九四三年，他的家庭醫師將這名十七歲的病人，轉介給哈特福醫院的史考威爾（William Scoville）醫師。史考威爾是一名神經外科醫師，專長為腦葉切除術。多年來，他已為三十名思覺失調症病人切除顳葉，切除量各有不同，但收效甚微。由於癲癇有時源自顳葉（儘管當時的腦波研究顯示，莫萊森的癲癇不是如此），所以史考威爾考慮對這名青少年病人進行腦葉切除術。然而，因為莫萊森還很年輕，而且當時的研究對癲癇成因尚無定論，所以史考威爾決定先不做手術，而是讓他接受更多藥物、並監測反應。為了控制這名病人的癲癇，史考威爾在十年內一直嘗試使用最高可耐受劑量的抗痙攣藥物癲能停（Dilantin）及美芬妥英（Mesantoin）、抗癲癇藥物三甲雙酮（Tridione）及巴比妥酸鹽苯巴比特魯（phenobarbital），卻依然無法成功。

最後，由於沒有其他可用的治療選項，史考威爾提議進行他最初就考慮的手術：腦葉切除術。這種手術會切除數個重要構造，包括調節嗅覺的嗅葉、控制情緒的杏仁體、以及當時尚未充分瞭解功能的海馬體（hippocampus）。史考威爾後來寫道：「坦白說，當時我們認為有充分理由進行這項實驗性手術，因為病人完全喪失行為能力。」當時二十七歲、既疲憊又急於解脫的莫萊森及其父母，同意進行手術。

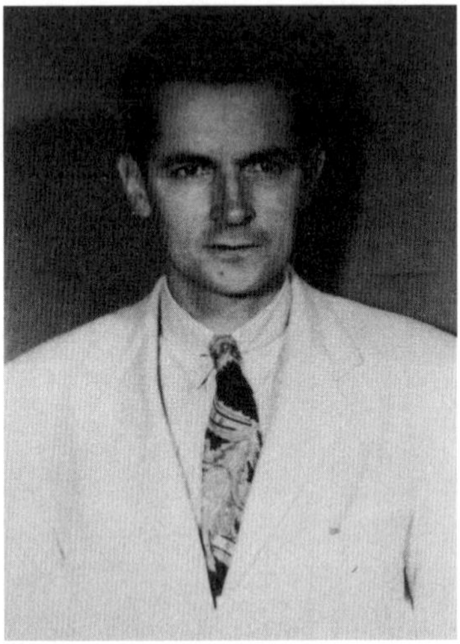
史考威爾醫師

（美國國家醫學圖書館提供）

於是在一九五三年八月二十五日，也就是沙克醫師宣布首次研發出小兒麻痺症疫苗的幾個月後，史考威爾在莫萊森的頭骨上，鑽了兩個五十美分硬幣大小的孔，兩孔相距約五英寸，就在雙眼眼窩正上方。他小心避免傷到大血管，並從兩邊的內側顳葉抽吸出一小杯組織。切除的組織包括大部分杏仁體、海馬體、雙側前顳葉皮質。

莫萊森的癲癇確實在術後減輕了（但在他的餘生，仍以較輕微的形式持續發作）。然而，他現在出現更嚴重的問題，而且幾乎是立即顯現出來：他無法記住自己的醫院照護人員，無論向他介紹多少次都一樣。他去廁所時會迷路，無論帶他去廁所多少次都一樣。如同我父親，日常事件幾乎是一出現在莫萊森的腦海中，就立即消失。他會一遍又一遍講述相同的故事，完全沒察覺自己已經講過。他會閱讀相同的雜誌，完全沒有察覺自己已經讀過。史考威爾和共事的神經心理學家米爾納（Brenda Milner）在一篇描述這個特殊病例的論文中寫道：「他似乎完全想不起來住院生活中的日常事件。」

莫萊森的工作記憶（working memory）沒問題。工作記憶是短期記憶的一種形式，這種記憶會篩查我們的感覺及感知，然後留存當下對我們最有用的部分。工作記憶很短暫，正常成人平均約為十五秒至二十秒，因此能讓腦部暫時儲存及管理我們執行日常任務所需的資訊。

〔附注：工作記憶會在整個兒童時期持續發展，並在成年初期達到高峰，然後在老年再次衰退。正常的工作記憶可以記住五個到九個項目，也就是心理學家米勒（George Miller）所謂的「神奇數字七加減二」——一九五二年他在《心理學評論》發表的著名論文，就是以此做為標題。不過，除非我們積極複述，否則工作記憶記住的資訊會逐漸消失。舉例來說，你聽到一支新的電話號碼時，可能會記得一段時間。如果這支號碼很重要，或許最終會轉變為長期記憶，但一般而言，如果沒有特別關注，這項資訊就會被拋棄及遺忘。〕

莫萊森確實能在接收資訊後，記住半分鐘左右（如果他積極複述就能記住更久），所以他可以持續談話或進餐，而不忘記自己正在做的事。然而，只要這件事完成，它就會像蝕刻素描板上的圖畫一樣，從腦中清除，再也不會記得。這種病症稱為「順行性失憶」（anterograde amnesia）。

〔附注：在諾蘭（Christopher Nolan）的電影《記憶拼圖》裡，主角藍納患有嚴重順行性失憶，大致就是根據莫萊森的故事改編而來。藍納保有長期記憶，例如妻子遭到殺害的事實，但他會立即忘記新認識的人和新發生的經歷，因此他必須把事情寫下來。由於他會忘記自己把紙條放在哪裡，所以他開始以刺青的方式將資訊記錄在身上。他無法判斷任何人告訴他的任何事是否屬實，所以容易遭到操縱及欺騙。悲哀的是，他甚至會被自己操縱及欺騙。在電影結尾，他丟掉那張寫著殺妻兇手身分的紙條，這樣他才能繼續永無止盡尋找殺手，為他的人生增添使命及意義。」

令人意外的是，莫萊森的其他認知功能大多保持完好。他仍擁有高於平均的智力和語言技能，也保留大部分的既有記憶。他依然記得與父母一起度過的假期、青少年時期做過的工作、與父親去玩打靶，以及童年時期發生的其他事件。然而，就跟許多失智症病人一樣，他無法形成新的長期記憶。新的經驗就像指間的沙一樣流逝，永遠無法再次想起。由於沒有新的記憶，所以他永遠活在當下，與過去（至少是手術之後的過去）和未來脫節。「這種生活就像從夢中醒來，」莫萊森說：「每天都是獨立的一天。」

外顯記憶和內隱記憶大不相同

米爾納曾經在蒙特婁的麥基爾大學受訓，並由著名的加拿大心理學家赫伯（Donald Hebb）指導。米爾納和史考威爾開始進行一項深度研究，探討莫萊森的腦部手術及記憶障礙之間的關係。

一九五七年，他們在《神經學、神經外科學與精神病學期刊》發表一篇具有劃時代意義的論文，標題是〈雙側海馬體病灶後的近期記憶喪失〉，文中首次報告這名病人

「驚人且完全出乎預料」的失憶症。儘管心理學家和哲學家長久以來一直認為，記憶功能廣泛分布於腦中多處部位，但是米爾納和史考威爾的研究結果顯示，實際狀況並非如此。這兩位研究人員將他們對莫萊森的觀察紀錄、以及九名曾接受類似手術的精神病人資料聯繫起來，結果發現記憶喪失的程度與切除的內側顳葉量成正比。因此，他們認為內側顳葉中的某個構造「對於留存當前經驗至關重要」。經過仔細研究，他們得出結論：這個結構就是海馬體、以及鄰近的海馬旁回（parahippocampal gyrus）。此外，由於莫萊森仍記得手術前發生的事，所以他們推論：長期記憶的最終儲存部位並不是海馬體，而是史考威爾的手術刀沒有觸碰到的大腦部位。

米爾納及另一位來自麻省理工學院的神經心理學家寇金（Suzanne Corkin）研究莫萊森數十年。（儘管他們長期聯絡，但每次莫萊森回診時，他的行為都像是第一次見到對方。）兩位學者發現，莫萊森的記憶障礙局限於新的個人經驗（例如他當天是否吃過午餐）以及關於世界的新事實（例如現任總統的姓名）。認知心理學家如今將這類記憶稱為「外顯記憶」或「陳述性記憶」（因為我們可以談論這些記憶）。

然而，外顯記憶只是長期記憶的一種。長期記憶也包括記住我們如何做事的「內隱記憶」，例如肌肉記憶就是一種內隱記憶。一九四五年，哲學家萊爾（Gilbert Ryle）在倫敦亞里斯多德學會發表著名演講，區分「知道什麼」（knowing that，例如知道鋼琴是一種有琴鍵的樂器）和「知道如何」（knowing how，例如會彈奏奏鳴曲）。「知道什麼」是關於特定事物的外顯知識，而「知道如何」是無意識的程序性記憶，不一定能清楚表達出來，因而稱為「內隱記憶」或「非陳述性記憶」。舉例來說，你可能知道如何騎腳踏車，卻無法描述在腳踏車上維持平衡所需的每個動作。

萊爾寫道：「知識的進步，不僅在於累積已發現的真理，也在於（且主要在於）逐漸掌握方法。」換句話說，外顯記憶（陳述性記憶）和內隱記憶（程序性記憶）明顯不同。它們是不是也在腦中不同區域進行處理呢？

確實如此。一九六二年，米爾納發現，即使莫萊森這位如今十分知名的病人無法形成新的陳述性記憶，但他依然能夠學習新的運動技能。在一項關鍵研究中，米爾納訓練莫萊森進行一種複雜的程序性任務：看著自己的手和五角星在鏡中的倒影，同時描摹這枚星星的輪廓。這項任務很困難，任何人都不容易完成，而莫萊森起初也做得很辛苦。然而，儘管他永遠無法明確記得自己曾經做過這項任務，但他在持續練習下，做得愈來愈好。「真奇怪，」莫萊森說：「我以為這會很難，但看來我做得相當好。」因此，雖然莫萊森患有嚴重失憶症，但他的程序性記憶似乎大多保持完好。

其他類型的內隱記憶同樣沒有受損。舉例來說，如果先請他討論 episode 一詞的意義，那麼在幾分鐘後的字詞填空任務中，他更有可能將字根 epi 填寫為 episode，而不是 epic 或 epilepsy。即使他沒有先前談話的意識記憶，這種現象也會發生。以這種方式產生記憶，稱為促發（priming），而且是使用莫萊森腦中仍完整保留的皮質區。

沒有記憶的人依然可以很聰明

現在我們已經知道，正如史考威爾和米爾納在具有劃時代意義的論文中所述，外顯長期記憶是由海馬體及相關構造形成。這種解剖學上的關聯很重要，因為海馬體往往是阿茲海默症中最先受損的構造。所以像我父親這樣的病人經常無法記得近期事件，例如他們吃的午餐，但他們可能保留童年或成年初期的記憶。

另一方面，內隱長期記憶是由不同的腦部構造負責。例如，程序性記憶需要小腦和基底核處理，這兩個部位會在帕金森氏症中受損，也會在阿茲海默症晚期受損。或許是因為如此，所以我母親能夠記得她何時買某件衣服，卻不記得如何穿上衣服（我父親恰好相反）。我後來得知，即使是阿茲海默症晚期病人，往往也依然能參與散步、跳舞、唱歌等需要運用程序性記憶的活動。他們甚至可能記得如何彈鋼琴或騎腳踏車。這類病人的「知道如何」保留得比「知道什麼」更久。

由於莫萊森的特殊記憶障礙，他的術後生活十分辛苦。他失去在打字機廠的工作，但最後在哈特福市附近的一間工作中心找到工作，做一些簡單任務，例如將氣球裝進小袋（雖然他永遠記不得自己應該裝多少氣球）。他很難結交朋友，因為他會立刻忘記自己遇到的人。在家裡，他會忘記某個家庭成員已經過世，每次被提醒時，都會既震驚又悲傷。（他開始隨身攜帶一張紙，提醒自己，父親已經過世。）每一次眨眼，他的「當下」似乎就會完全清除，再也不會重現。一九九二年，一名研究人員問他：「你的記憶障礙持續多久了？」莫萊森回答：「我沒辦法告訴你，因為我不記得。」

莫萊森晚年時，能夠獲得一點奇怪的新知識，例如認識在他接受手術後才變得有名的特定人物，像是甘迺迪總統或音樂家雷・查爾斯（Ray Charles），這或許是因為他喜愛閱讀的週刊上不斷出現這些人物。隨著年紀漸長，他仍記得兒時記憶的概要，卻不記得令這些記憶栩栩如生的鮮明細節。這是從他的病例蒐集到的另一項重要洞見，表示海馬體可能不僅對個人記憶的編碼很重要，也對個人記憶的提取及維護很重要。

好脾氣的莫萊森，餘生持續接受記憶檢查，從未感到厭倦，因為這對他來說，永遠都是新的經驗。有一次，他跟麻省理工學院的一名科學家開玩笑說：「說來有趣，人就是活著和學習。我活著，你學習。」

二〇〇八年，莫萊森因呼吸衰竭，在康乃狄克州的長期照護機構過世，享壽八十二歲。他過世後，腦部經過固定、冷凍，然後切成兩千多片。照片顯示，整體腦部構造相對正常，只有他的海馬體和周邊構造留下五公分的空洞。

一九五三年的那場腦葉切除術手術，一直重重壓在外科醫師史考威爾的心頭。他對結果感到很遺憾，並在一九七四年的一場演講中哀嘆，那場手術是「悲劇般的錯誤」。儘管如此，史考威爾的錯誤是贈予神經科學的禮物，為我們提供無與倫比的洞見，藉此深入瞭解人類記憶的本質及記憶喪失的原因。

這個病例顯示，人類（可能還有其他靈長動物）擁有多個記憶系統，也證實短期記憶和長期記憶並不相同，就跟著名心理學家威廉·詹姆斯（William James）在一八九〇年提出的理論一樣。此外，這個病例證明，內側顳葉（具體來說是海馬體）對編碼外顯長期記憶至關重要，但這些記憶形成後，會儲存在腦中其他部位。最重要的是，這個病例顯示，語言和智力是與記憶截然不同的腦部功能。沒有記憶的人依然可以很聰明。儘管莫萊森的記憶受損，但直到晚年罹患失智症之前，他都保有高於平均的智力。

三、那我就搭計程車

父親一直要我們幫他為長島的一所大學設立清寒學生獎學金。拉吉夫和我最後選擇位於亨普斯特德鎮的霍夫斯特拉大學（Hofstra University），我當時在該校醫學院教一年級的心臟學課程。父母來到長島後的幾個月內，我們就設立普雷姆博士與拉潔・裘哈爾夫人紀念獎學金，提供給成績優異的弱勢學生。霍夫斯特拉大學建議設立無限制獎學金，但父親堅持這項獎學金的使命聲明，必須特別表示「亦將優先發放給促進本校多元性的學生」。

父親退休的幾個月前，在法戈市舉辦的告別午宴上，他也因為在北達科他州立大學成立類似獎學金而獲得讚揚，這項獎學金的頒發對象是「成績優秀但財務困難的外國學生」。在未事先告知的表揚儀式上，校長向父親頒發一面大學獎牌，並宣布該校新成立的多元與平等中心，將以我父母的姓名命名。我們家大多數人都有出席，父親在表揚儀式後，對著一百多名賓客說：「我親身體會過貧窮的滋味、飢餓的滋味、沒有書本的滋味。」他向宴會上坐在白色桌巾前啜飲葡萄酒的賓客說：「這就是我設立這些獎學金的原因。如今我唯一的人生目標是幫助貧窮及需要幫助的人。如果我能幫助一個飢餓的孩子或一名寡婦，那我的錢就發揮最大作用。我的哲學一直是『不斷向目標前進；有沒有達到目標並不重要。成功是旅程，而不是終點。』」

在四月的那個雨天，他講述自己的早年生活十分困苦。一九四七年印度分裂期間，年僅八歲的他與整個大家庭（包括六個兄弟姊妹）從如今屬於巴基斯坦的地區，踏上逃亡之旅。他們搭乘牛車，沿著滿是車輸的道路前進，幸運避開了伴隨分裂而來的宗教派系暴力。他們在廢棄火車站過夜，身邊是宗教屠殺時遭到踩踏的行李和新鮮屍體。他們成功逃出巴基斯坦，卻在髒亂不堪的邊境營地待了幾個月。營地裡霍亂和痢疾橫行，導致我父親的祖母及最小的弟弟死亡。

一家八口最後定居在新德里東南方三百英里的坎普爾，全家擠在一間單臥室公寓，沒有電、也沒有自來水。由於沒錢購買學校用品，父親會用借來的課本，在路燈下寫作業。每天早上，他會步行將近四英里去學校，因為家裡沒錢讓他買腳踏車。我祖母必須賣掉自己的珠寶，才能支付我父親上大學的學費（還有賄賂），讓他成為家中第一個接受高等教育的人。父親上了大學，並在二十三年之後，以「傑出科學家」的身分，移民到美國。

父親在霍夫斯特拉大學設立獎學金的幾個月後，受邀參加該校為了感謝他和其他捐助人而舉辦的午宴。為了陪他出席午宴，我延後那天原訂在醫學院的講課。父親願意用自己的積蓄，幫助少數族裔學生接受高等教育，我當然以他的慷慨及貢獻為傲。但我也不敢讓他自己開車十五分鐘，更別提獨自參加兩小時的午宴了。

當天接近中午的時候，大風呼呼猛吹，我將車子開進父親家的車道。

父親穿著一套灰色三鈕扣西裝，看起來時髦又得體。他可能曾穿這套西裝在國際會議上進行專題演講。他剛上車，一片烏雲就飄過來，擋風玻璃上落下幾滴雨水，預示一場暴雨即將來臨。我們靜靜坐在車裡幾分鐘，陣陣雨水從玻璃上滑落，陰沉的天空也不斷咆哮，好似在釋放自己的壓力。

等這場短暫的暴風雨停歇以後，我從車道倒車出去，進入積水的街道。我們在坑坑窪窪的路上快速駛過水坑時，父親指示說：「兩隻手都要用。」我們開過一條滿是塗鴉的地下通道，然後進入主要幹道。儘管他已經住在希克斯維爾鎮好幾個月，但我發覺，我們從未一起開車穿越這座城鎮。

那天早晨，我們欣賞到這小鎮所擁有的各種輝煌成就。希克斯維爾鎮有繁忙喧囂的印度寺廟和餐館，但是在廢棄區域也有不少搖搖欲墜、外牆布滿裂縫的建築。南亞移民在蕭條的當地經濟中，扮演主要支柱的角色，不僅帶來投資資金，也帶來印度次大陸離散群體特有的創業精神。

我們經過帕特爾兄弟市場時，我不禁想起，一九七七年我們搬到美國之後的最初幾年，角色與現在相反。當時在肯塔基州萊星頓市，父母會在週六夜晚，將我們塞進老舊的福特獨行俠皮卡貨車，帶我們去克羅格超市或MRS美食廣場，買食品雜貨。拉吉夫和我會在白色日光燈照射的走道上，推著生鏽的金屬推車橫衝直撞，陶醉於新鮮烤雞的香氣（美國，豐饒之地！），並抓起一盒盒冷凍披薩和其他冷凍盒裝食品，使我們可憐的母親飽受折磨。

我們還在新德里時，水泥公寓後面的小巷裡，年老乾癟的男人會用肌肉發達的腿，踩著腳踏車拖車，四處兜售番石榴和人心果。相較之下，美國食品是如此富有異國情調、如此截然不同。父母在超市裡偶爾會遇見印度家庭，並停下來打招呼，那些年很少能見到其他印度移民（至少我們居住的地方是如此）。通常在一週之後，我就會看到他們出現在我們家，開始稱呼他們阿姨和叔伯。

這個願意冒如此大風險的男人

由於美國放寬對科學家和學者的移民政策，所以我們是以該政策的受益人身分搬到美國。儘管我主要在英國長大，但我們搬到美國的前一年是住在印度，而我們在新德里的公寓位於一條塵土飛揚的路上。農場動物在街頭漫步，四周瀰漫糞便及柴油廢氣的味道。

當時我只有七歲，但我依然記得那段簡樸的日子，比英國四年相對奢侈的生活，更讓我印象深刻。我用水桶和馬克杯洗澡。母親會在煤油灶上燒水，讓我可以洗熱水澡。我們睡在繩床上，周圍掛著蚊帳。廁所是水泥地板挖出的洞。每隔幾天，母親會派我去一間小小的牛奶店，拿新鮮擠出的水牛奶。店主穿著髒兮兮的白色托蒂，嚼著檳榔葉，他會一邊把牛奶倒進我的錫桶，一邊將褐色檳榔汁吐到擺在泥地的一箱箱芬達汽水上。我會很緊張的把出門前母親摺疊好的紙幣交給他，接著跑回家。手中的錫桶劇烈晃動，溫熱的牛奶隨著我驚慌的步伐搖來盪去。回到公寓後，母親會點燃爐灶，加熱牛奶來殺菌，就跟她燒水讓我們洗澡及飲用一樣。

上學的時候，父親和我會在太陽剛升起後，就離開家。露天排水溝飄散出汙水的刺鼻臭味。我們穿越人潮湧動的道路，努力躲避牛車及四處走動的白牛時，父親會緊握我的手，令我的手指感到疼痛。在擁擠的公車站，或者有時在途中的公園裡，他會強迫我吃下一根過熟的香蕉。搭公車時，我會把午餐盒放在金屬座位上，向外望著堵塞的街道——三輪車長鳴喇叭、飛雅特小型機車上載著穿絲質莎麗側坐的女士……我祈禱自己能在下一站，再次見到父親。

那年我們全家都過得很辛苦，但或許最辛苦的是父親。「我回去是因為我愛國，」他曾告訴我：「我想要為國效力、為綠色革命效力。」他相信綠色革命的準則，而這場革命使一九六〇年代的印度植物遺傳學家和育種家成為名人。父親在這個饑荒肆虐的國家長大，他將自己的職業生涯奉獻給農作物的基因改造工作，特別是小麥和小米，使這些植物更堅韌、對瘡痂病的抗性更高，而且能夠產出更多穀粒來餵飽印度的窮人。這項工作需要有條有理、一絲不苟，很符合他的個性及他對微小細節的偏好。更棒的是，這項工作也為他憂國憂民的追求，提供施展才華的機會。

父親經常引述史威夫特《格列佛遊記》中一名國王的演講：「不論是誰，只要他能夠讓原本只能種出一根玉米穗或一片草葉的土地上，生長出兩根玉米穗或兩片草葉，他就是比全體政治人物都要更優秀的人，為國家做出更多重要貢獻。」這段文字即使不是綠色革命本身的使命宣言，也可說是父親研究工作的使命宣言。

父親當時希望留在印度，繼續進行高產量穀物的研究，同時推動印度農業科學的發展。但就在一九七五年九月我們返回印度之前，總理英迪拉・甘地宣布進入「國家緊急狀態」，暫停施行憲法，解散敵對政黨，並將政治人物和學者一網打盡，全部關進監獄。推動科學研究的資源和國家意願，幾乎一夕間消失。「這是整個國家的問題，」我記得他曾對淚水漣漣的母親說：「這不是我的錯。」為了實現他的科學抱負，我們必須離開印度。

當年美國大使館位於新德里一處空間寬敞、綠樹成蔭的區域，四周用水泥塊和帶刺鐵絲網圍起來。我們在一個秋天早晨去申請移民簽證，一名辦事員坐在一張擺著打字機和各種文件的老舊桌子前，告訴父親當天的預約已經排滿了。父親說：「那我們就在這裡等。」幾個小時後，一名資深大使館官員帶他到後面，並告訴他，由於移民限制，他只能申請兩名子女的簽證。她建議說：「你必須把女兒留在印度。」於是父親只申請四張簽證，心想他之後為妹妹訴請豁免時，應該會比較順利，因為當時妹妹還沒滿三歲。這個策略奏效了。一名富有同情心的移民官員最終同意，我父母不能拋下小女兒。

因此，父親在一九七六年十月，加入印度「人才流失」的行列，以「傑出科學家」

的身分移民到美國。（母親和我們兄妹三人在倫敦的親戚家待了三個月，直到父親找到工作，才搬去美國。）這套程序原本應該要花四年時間，但父親、母親、哥哥和我在六週內就獲得移民許可；妹妹的許可文件比較慢拿到。

身為遷居美國的移民，父母抱著謹慎的態度生活，他們就跟所有移民一樣，都知道哪裡可能出錯。但他們也擁有樂觀精神——或許是最貨真價實的樂觀精神，這使他們在不保證成功的情況下，敢於離開家鄉，前往異國生活。儘管當時沒有錢、工作或收入來源，父親卻敢帶著妻子和三個小孩跨洲搬家。直到現在，我依然對此感到驚訝，而當我想到這個願意冒如此大風險的男人，居然無法妥善安排自己的晚年，又讓我覺得難過不已。

趕在氣球飄走之前

獎學金午宴的舉辦地點，是霍夫斯特拉大學學生中心裡一間寬敞挑高的禮堂，離父親的住處大約八英里。我們抵達時，是由面帶微笑且穿著體面的發展辦公室代表人員接待。白色桌布上已經擺放一盤盤沙拉及鮭魚，還有一籃籃麵包捲、幾壺冰水和幾瓶汽水。我們坐在一位氣度不凡的年長女士旁邊，她戴著昂貴的珠寶，留著一頭經過美髮沙龍打理過的金髮，還帶來自己的孫女。父親一見到這個絕對不超過十歲的漂亮小女孩，臉色馬上亮起來。他掏出皮夾，從裡面抽出一張一美元鈔票遞給小女孩。父親說：「小朋友，這個給妳。」微微顫抖的手伸向她。小女孩渾身僵硬，朝祖母靠得更近。我柔聲說：「爸，現在不行。」我伸手環住他的肩膀，但他甩開我，依然伸著手。那位年長女士微笑，禮貌接受這份禮物。父親說：「她真漂亮，就像她的媽媽一樣。」

那位女士微笑著說：「噢，那只是表觀遺傳學罷了。」

我們吃了午餐——或者該說是父親吃了午餐；我靜靜監督他，焦急盼望典禮趕快開始。父親催促我說：「吃點東西。」他把一盤沙拉推給我，但是我把沙拉放到一旁。我並不餓。「你瘋了，」父親一邊嚼著滿口的山羊起司和菠菜、一邊咕噥：「這些食物很好吃。」

等父親吃完第一道菜之後，他主動向同桌的其他賓客介紹我。「這是我兒子，」他宣布說：「他是心臟科主任。（我不是。）他從小就一直名列前茅。」大家禮貌微笑時，我感到十分難為情。

「爸，好了，」我拿起一瓶可口可樂，對他說：「我幫你倒飲料喝吧。」

我的感受並不全是尷尬，其實沒有那麼尷尬，我當下的表情一定是請求大家理解。我想要傳達的是，我父親不再是原本的他，而這不是我的錯。我做出翻白眼這種叛逆行為，目的是企圖引起他人的同情——對我而不是對父親的同情；並且明確表達我不贊同父親的言行，因此也無法為他的言行負責。

當我回顧自己在這段時期的反應，才發覺這些反應大多是由恐懼所驅動。在三兄妹當中，我與父親最親近，或許是因為我們最相像。我們擁有相同的生理特徵：深色皮膚（以旁遮普人的標準而言）、削瘦身材，而且手腳都很大。我們懷抱相似的企圖心，例如父親和我都渴望獲得公眾認同，而且我們都喜歡寫書。我們的個性特徵也有許多相同之處：富有責任感及毅力，卻也自以為是、憂鬱寡歡，還有一定程度的不安全感和頑固不化。就像父親一樣，我堅信基因與遺傳對於決定各人命運的重要性。身為這門哲學的信徒，我不禁擔憂，發生在父親身上的事也將發生在我身上。

自從那次戈登醫師的初診之後，我一直在閱讀遺傳學對失智症的影響。早發性阿茲海默症通常在五十五歲以前發病，這主要是一種遺傳疾病，但像父親這樣更常見的晚發性失智症，同樣有遺傳方面的危險因子。脂蛋白元 E（apolipoprotein E，簡稱 Apo E）基因會影響腦內的膽固醇運輸，而超過一半的晚發性阿茲海默症病人，都帶有這個基因的

ε4等位基因，頻率是一般人的兩倍以上。如果帶有一個ε4等位基因，罹患阿茲海默症的風險會增為三倍，如果帶有兩個ε4等位基因，風險會增為八倍。其他研究已發現還有幾個基因也與罹患阿茲海默症有關，其中大多數負責控制腦部的免疫系統活動。

然而，遺傳學無法解釋失智症的所有問題。我瞭解到，阿茲海默症的形成原因非常複雜：除了遺傳學以外，血管損傷、組織發炎、毒素或其他隨時間累積的損傷，也可能造成影響。但令人困惑的是，每個人出生時的腦細胞數量並不相同，擁有更多細胞的腦就擁有更多認知儲備（cognitive reserve）。還有一項因素又讓情況變得更加複雜，就是教育和社會連結也可能改善認知儲備，以及提升腦部遇到細胞損傷時正常運作的能力。因此，或許到頭來，失智症只是一道數學問題：多少神經元從遺傳和環境傷害中倖存？又有多少神經元陣亡？

這場宴會接近尾聲時，身兼法律系教授的校長登上講臺發表演說。在美國國旗下，他談論擴展高等教育途徑的使命，並感謝捐助人慷慨解囊。接著，他的助理請捐助人一一上臺，這樣校長就能親自感謝他們。

助理叫到父親的名字時，我的心怦怦直跳。我迅速領他穿越禮堂，汗涔涔的手緊抓他的手指，我們走過如同迷宮般的一張張桌子。父親在講臺前放慢腳步，向賓客的掌聲致意時，我趕緊拉父親往前走，害怕他可能想說些什麼。

在講臺上，父親和校長握手，然後父親很禮貌的接受一面刻著字的獎牌。接著，我把手放在父親的肩上，帶他回到我們的桌子，一路上有許多工作人員和其他贊助人向我們點頭致意，表達感謝。我坐下來，覺得鬆了好大一口氣。我一直很擔心父親會如何應對這個場合，幸好一切順利，沒有發生任何重大意外。

不過，這時由於父親需要參加的典禮環節已經結束，所以他決定該離開了。當時將近下午兩點，他想回家睡午覺。

「我們再等幾分鐘就離開，」我悄聲說：「只要等他們講完就好。」

他大聲回答：「我累了，桑狄普。」此時臺上又叫了另一人的姓名。「我不想在這裡待這麼久。」

「爸，拜託，」我低聲說：「如果我們現在站起來，場面不好看。整個典禮再過幾分鐘就結束了，我們到時就離開。」

他思考了一下，現在很多人都在斜眼瞥我們。他說：「那我就搭計程車。」然後作勢要起身。

我拉住他的外套袖子。「爸，拜託，」我咬著牙小聲說：「我在這裡工作。再等幾分鐘就好。」我的胸口滿溢著對他的蔑視，於是我又對他說：「你要去哪裡搭計程車？你根本不知道自己在哪裡。」

他盯著我，或許是在思考我剛才說的話，也或許是因為他覺得遭到羞辱。我不確定。接著他坐下來，因為他意識到自己的計畫並不可行。

隨著典禮繼續進行，我茫然看著整間禮堂，為自己剛才如此直白的對父親說話（而且是在大庭廣眾下），感到震驚。我注意到講臺後面的欄杆上綁著一束氣球，腦海中開始浮現一小段回憶。當年我才七歲。父親匆匆走進我們在新德里的公寓前門，手上帶著一顆氦氣球。他都還沒坐下，我就抓住那顆氣球，往外跑到公寓前院，鬆手放開氣球。氣球很快飄到我抓不到的高度，我開始驚慌往上跳。父親長臂一伸，趕在氣球飄走之前迅速抓住氣球上的緞帶，然後把它還給我。

即使在我回憶這段過往時，我也再次聽到他說：「我們走吧，桑狄普，我累了。」他不記得剛才發生的事，也不感到怨恨——他腦中的蝕刻素描板已經清除乾淨。我再次嘗試跟他商量，也確實成功讓他多坐了幾分鐘，但無庸置疑的是，那天下午他實在非常頑固。最後我終於站起來，努力避開坐在我們身邊那位氣度不凡的祖母投來的同情目光。我向父親說：「爸，走吧，我們回家。」我們從側門離開。

回家的路上，我們都沒跟彼此說話。我把車開進父親家的車道時，天上又出太陽了。雨水形成的小水窪，反映著蔚藍的天空。

父親一邊開車門、一邊說：「謝謝你過來，小桑。」我看得出來，他知道我還在生氣。

我只想趕快離開，低聲對他說：「爸，這沒什麼。」

「不，這對我意義重大，」他說：「我很高興你帶我去。你是好兒子。」

我心中湧進一股暖流。儘管我已經搬出父母家很多年，但他一句體貼的話，依然讓我感覺很好。我說：「我明天再過來。」

「什麼時候？」

「我不知道，下班之後。或許我們可以去喝咖啡。」

穿著灰色西裝的父親踏出車外，看起來就像曾經的那位學者。「我不喜歡咖啡，」他在關上車門之前，說：「但我喜歡見到你。」

四、這個嘛，你的名聲會延續下去

「你」，你的喜悅和悲傷、你的記憶和志向、你的個人認同感和自由意志，其實只不過是神經細胞及相關分子的整體行為罷了。

——克里克（Francis Crick），《驚異的假說：克里克的心視界》，一九九四年

二十五年前，我還在讀醫學院時，手上曾握著一顆腦部標本，它來自一名死於末期失智症的老年男性。這個米色器官的結構並不起眼，大約一點四公斤重，它曾經承載主人的注意、語言、記憶等功能。這名男子之所以能成為獨一無二的人，幾乎完全是靠這些功能發揮作用。

我的指尖撫摸小腦，這個器官是樹叢狀的結構，位於大腦兩個半球下方，負責平衡及協調功能。我的指尖也探查大腦皮質，這個部位摺疊成無數的迂迴結構，稱為「回」或「腦回」，能夠增加大腦皮質的表面積，進而提升處理能力。由於保存標本所使用的

化學物質，這顆腦具有如同煮熟的肝臟一般堅硬又有彈性的質地，而不是還在頭骨裡時類似布丁的質地。組織切片的顯微影像，肯定會顯示阿茲海默症的特有變化。

這顆腦被切成許多厚度一公分的切片，疊起來就像杯墊組。我拿起一片閃著福馬林光澤的切片，在橫切面能看到白色和灰色圖紋。灰質主要由神經元體構成，白質則由髓鞘（一種脂質絕緣體）包覆的神經束構成。然而，這些精巧的圖紋無法告訴我曾經駐留其中的絕妙能力。如果你只是觀察微晶片和線路等電腦內部構造，根本無法推測出電腦有哪些傑出功能。人腦也是一樣。這名男子的大部分情緒反應（心臟和腸道可能也會影響情緒調節）以及所有記憶和認知功能，都來自我面前這個裝在一盤液體中、切片且分成四份的構造。

記憶的理論基礎

人腦是模組化結構。就像某個產業鏈的上中下游公司會群聚，形成產業聚落，以減少運輸成本，腦也演化出一系列特化單位，來執行特定功能，例如視覺、語言、空間推理，當然還有記憶。

而在這名男子的內側顳葉上，有一道彎曲的隆起，那就是海馬體，由多層如肉桂捲般摺疊在一起的細胞構成。這個海馬體乾枯萎縮——至少老師是這麼告訴我們；我沒見過足夠多的正常海馬體，所以無法自行判斷。神經科學家透過莫萊森得知，海馬體及其周邊構造負責編碼長期記憶。在阿茲海默症的早期階段，這些構造受損可以解釋為何發生順行性失憶，也就是無法形成新的記憶。這種症狀是阿茲海默症的特徵，也是我父親在這個階段表現的症狀。

在海馬體內，主要的訊息傳遞化學物質是乙醯膽鹼（acetylcholine），因此愛憶欣等提高乙醯膽鹼濃度的藥物，可用於治療阿茲海默症病人的記憶減退症狀（但只有些微效果）。

離海馬體不到一公分處，有一個杏仁狀構造，稱為杏仁體，負責調節情緒反應，例如恐懼。負責恐懼和記憶功能的部位這麼靠近彼此，並不是出於巧合：我們必須記得該恐懼的事物，才能確保自身安全和生存。極度恐懼的情緒發生之後，海馬體其實會進入過度活化狀態，使人想起鮮明且詳細的特定記憶，例如攻擊者臉頰上某顆痣的特徵，但可能遺漏其他資訊，例如發生攻擊事件的房間所呈現的布置。我們面對暴力犯罪受害者往往不完整的回憶時，必須牢記這種參差不齊的記憶編碼現象。

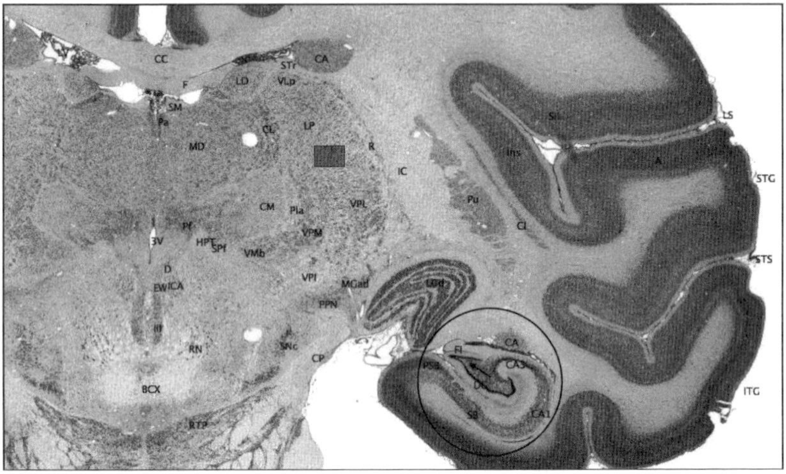

海馬體染色切片影像，帶有獨特的肉桂捲形狀

一旦記憶形成及鞏固（consolidation）之後，就不再儲存於海馬體，而是編碼在大腦皮質的神經元內。在哺乳動物的腦中，大腦皮質負責高階的腦功能，例如解決問題及感知。我在閱讀相關科學文獻時得知，最早關於記憶的科學理論之一，是由蘇格蘭心理學家貝恩（Alexander Bain）提出，他在一八七三年的著作《心智與身體》中寫道：「對於每段記憶、每次運用身體天賦、每個習慣、回憶、思路，都需要憑藉腦中細胞交界處的特定構造，建立感官和動作的特定組合或協調。」

結果證明，貝恩的看法基本上正確。如今，我們相信記憶取決於各個神經元之間的突觸（synapse，神經元之間的間隙）連結的強度。人類大腦皮質約有一千億個神經元和幾兆個突觸。目前認為，只需要大約一千個神經元及其突觸所形成的網路，就足以編碼一段情節記憶。這套網路偶然受到刺激或透過回想而受到刺激時，最初導致它集結起來的感官也會受到刺激，包括視覺、聽覺、甚至嗅覺。

貝恩的理論是觀念上的重大進步。幾個世紀以來，哲學家一直認為，心理現象不能化約為機械性事件，因此腦無法體現心智。對於這種早期的心身二分法，最知名的擁護者是十七世紀的哲學家、數學家兼科學家笛卡兒，他認為心智屬於一種與肉體截然不同的超自然狀態。笛卡兒相信，心智是一種無法化約為肉體的非物質實體。他認為，就像石頭可以自己存在、且獨立於其他實體，心智也是如此。笛卡兒在著作《第六沉思》中寫道：「我對自己有清晰且獨特的認識，亦即我只是一個會思考、無法延展的東西（亦即心智），而另一方面，我也對我的身體有獨特的認識，亦即它只是一個能夠延展、不會思考的東西。有鑑於此，我確定（我的心智）與身體截然不同，而且可以在沒有身體的情況下獨立存在。」

笛卡兒認為，肉體和靈魂占據不同領域。然而，他在一六四四年五月寄給一位教士的信中寫道：「大腦痕跡使腦可能透過與從前相同的方式移動靈魂，進而使其記住某件事；就像紙或餐巾上的摺痕，能使紙或餐巾比從未摺疊過的狀態，更容易重複摺疊。」（附注：笛卡兒不是第一位宣揚這種想法的思想家。柏拉圖同樣將記憶比喻為在一塊玻璃上蝕刻——蝕刻愈深，記憶就保留愈久。）諷刺的是，這項洞見正是現代科學記憶理論的基礎。

記憶的鞏固

加拿大心理學家赫伯（見第55頁）曾於一九四九年，出版一本具標誌性意義的專著《行為的組織》，闡述現代記憶理論的基本要素。赫伯出生於新斯科舍省，是家中長子，父母都當醫生。他在蒙特婁的麥基爾大學度過大部分的學術生涯。他早年在家中自學，由母親教導，這段經歷深刻影響他後來對學習和記憶的看法。進入公立學校後，他的成績遠超同儕，且進步飛快，於是他在十二歲即進入高中就讀。他在大學期間主修英文及哲學，希望成為小說家，但當這個目標進展不順利時，他選擇擔任一所小學的校長，同時在麥基爾大學心理系就讀夜間課程，最後獲得博士學位。不過，早年由母親密集教導的經歷，使他培養出優秀的洞察力，進而推動他的研究工作。赫伯認為，學習和智力並非天生，而是經驗的產物。

赫伯因為一項令人意外的解剖學事實而感到困惑，這項事實是：即使切除或損傷大量腦組織，智力似乎大致上不受影響。他寫道：「人怎麼可能在切除前額葉之後，還擁有一六〇以上的智商？」

赫伯認為，透過提高剩餘神經元及其連結的效率（這是經驗的結果），只需要比較少的腦組織就能編碼思想或感知，因此聰慧的心智能夠承受腦組織切除的影響。赫伯參考西班牙神經科學家德諾（Rafael Lorente de Nó）提出的想法，假設主觀意識經驗是編碼在如一串耶誕節燈飾般、互相連結的神經元集合裡。集體活化會增強這些網路，使突觸的結構和效率改變，赫伯將這種程序稱為長期增益（long-term potentiation）。

赫伯寫道：「整體概念早已出現，即重複同時活化的任兩個細胞或細胞系統，往往會『形成聯繫』，如此一來，一方的活性會促進另一方的活性。」赫伯不知道這種聯繫如何產生，但他假設這種聯繫會讓突觸抗性（神經元之間傳訊的屏障）降低。這種降低抗性的作用會「增益」這些突觸的訊息傳遞，使神經網路能夠做為獨立實體發生活化，進而建立獨立且永久的記憶。正如腦科學家喜歡說的，連線在一起的神經元就會一起活化。

赫伯的理論是目前大家接受的模型，在這套理論中，短期記憶只是暫時性模式。如果一段記憶沒有受到關注，它就會減弱。如果要讓這段記憶保持更久，就必須透過重複活化，以進行結構性改變，這個程序如今稱為「鞏固」。而在人體內，海馬體對於鞏固程序至關重要。儘管我們仍不瞭解確切機制，但目前看來，大腦皮質的不同部位（視覺皮質、聽覺皮質、嗅覺皮質）在意識經驗中活化時，會將訊息傳遞至海馬體，而各種感官和認知會在海馬體內，壓縮成凝聚在一起的整體。

接著，海馬體會像音樂播放師一樣，一遍遍重複播放這段經驗，每次都將訊息傳遞回訊息發源的大腦皮質部位。於是，儘管是在無意識的情況下，但這段經驗會反覆再現。一旦這個大腦皮質迴路穩固之後，海馬體就能退出這套程序，而這段記憶如今已經儲存在皮質中。這套程序經常在睡眠期間發生，因此我們認為睡眠對於記憶形成，非常重要。

我逐漸明白，海馬體日益衰退的父親之所以依然能記得兒時事件（例如一九四七年印度分裂），卻不記得剛才午餐吃什麼，原因就是這套程序。兒時記憶已經鞏固在大多不受海馬體控制的皮質網路內。

鞏固程序可能需要花費數天、數月、甚至數年時間，依記憶的類型和特性而異。記憶可能隨著獲得新資訊或回想舊資訊而發生改變。舉例來說，我記得在醫學院時，一位神經學講師曾在螢幕上快速展示十五個詞彙，所有詞彙都與睡眠有關。等他唸完這些詞彙之後，他要求我們盡可能寫下所有記得的詞彙。我寫了「平靜」、「打呵欠」、「昏昏欲睡」、「打呼」、「睡眠」、「床」、「休息」、「毯子」。我們寫完之後，他問有多少人寫下「床」。幾乎每個人都舉手。他問有多少人寫下「睡覺」。將近所有人都舉手。但他告訴我們，「睡覺」並沒有在那張表上。

神學家史溫頓（John Swinton）在二〇一二年的著作《失智症：活在神的記憶裡》寫道：「我們記得的過去，遠比我們以為的更脆弱、更具欺騙性，也更神祕。」記憶鞏固是一種演生式歷程，會導致記憶受到修改、操縱及重建。新資訊、感知、或甚至情緒都可能導致記憶隨之更改。記憶可能重組以符合現行觀念，也可能最終充滿幻想，且幻想來源成謎。父親最後堅稱（但他記錯了）母親過世時是坐在躺椅上，他的行為就是我們無意識改變記憶內容時都會做的事，只不過他是以誇張的形式表現出來。

人們也會記住你

我們的記憶儲存在許多地方，包括書籍、硬碟、智慧型手機，以及頭腦之外的其他實體。〔附注：請參閱克拉克（Andy Clark）的著作《擴大思維：體現、行動與認知延伸》，牛津大學出版社二〇〇八年出版。〕記憶甚至可能共同存在於好幾個人的腦中，例如家庭共享的記憶。某段記憶的主角記不起來時，其他人可能需要幫忙回想。

我記得那年十二月一個起霧的日子，再過幾天父母就要搬到長島了，那天我長跑之後，從中央公園打電話給父親。當晚的風吹得呼呼作響，一場冷雨讓地上滿是溼漉漉的落葉堆。父親告訴我，他的一位遠親剛過世。與父親的大多數親戚一樣，這位名叫維卡斯的遠親是我小時候在印度生活時就知道，卻不記得曾經見過的人。

我說：「爸，我很遺憾。」

「是啊……」他的聲音愈來愈小。

「他怎麼過世的？」

「我不知道，一定是某種原因吧。我的朋友都相繼過世。我曾去德里見一個朋友，他是一位教授，以前是我同班同學。他也過世了。有時我覺得我最好清理書桌，丟掉所有論文。」

我想到父親終究會過世，這種可怕的經歷終究會發生在我身上，跑步後的好心情便一掃而空。

我問：「你怕死嗎？」

父親毫不遲疑回答：「我不怕，但我不想死。還有很多事要做。」

「那你覺得你死後會發生什麼事？」我問：「你會再活一遍，還是到此為止？」

「在我看來是到此為止，」他憂傷回答：「我不知道死後是否會發生任何事。沒人知道。」

路燈很快熄滅。一群青少年坐在一塊巨石上，咯咯笑著，在迷濛霧靄中吐出菸霧。

我問：「如果人生就這樣，那有什麼意義？」

他回答：「這個嘛，你的名聲會延續下去。」

「但你又不會知道，那有什麼意義？」

他解釋說，意義就是知道即使你已經過世而無法記住自己，人們也會記住你，這會讓你感到安慰。

我很快就會明白，有時即使我們所愛的人仍然在世，我們也必須為他們背負這個重擔。

五、有一天她會離開，這一切都會拋下

父親第一次去看戈登醫師之後，他的病情在一年內逐漸惡化，使輕度認知障礙的診斷結果失去實際意義。

一九二六年，也就是阿茲海默（Alois Alzheimer）發表第一份阿茲海默症病例報告的二十年後，德國精神科醫師格倫塔爾（Ernst Grunthal）描述這種疾病的幾項特徵，包括記憶喪失、對工作或外表毫不在意、理解力衰退、極度易怒。當我父母搬到長島屆滿一年時，父親已經表現出上述所有症狀。

然而，無法面對阿茲海默症真實本質的人，不只是他而已，我也會為他的失誤找藉口，或者說努力找藉口。父親把自己鎖在屋外時，我會告訴哥哥和妹妹，任何人都可能發生這種事。父親忘記鑰匙放在哪裡，或忘記是否已經從銀行領錢時，我會解釋他只是累了、因為我們的母親生病了，任何人在這種情況下都會有不太正常的行為。

二〇一五年十二月，我們去觀賞我女兒琵雅的二年級耶誕節戲劇表演《愛麗絲夢遊仙境》。當天晚上，母親差點進不了禮堂。要成功帶她走下陡峭的臺階、經過穿著硬挺卡其褲和嬰兒藍裙子的小男孩小女孩，是一項艱巨的任務。不過，當晚父親的狀況很不錯，他會說笑話、逗小孩、為漂亮的年輕母親殷勤撿起掉落的節目單。節目開始之後，每一場結束時，他都會大聲鼓掌。但有時如果臺上的學生在表演中開始拍手，他也會在表演期間鼓掌。即使我在擁擠的禮堂裡對他投以懷疑的眼神，我仍然告訴自己，他一定是故意這麼做的。也許他知道自己在做什麼。

然而，到了歲末年初之際，他的失誤已經變得愈來愈令人困擾。一月，他因為闖紅燈而收到一張罰單。二月，他開著自己的奧迪老車，撞到一輛停在喬氏超市停車場裡的車。起初他極力否認他發生事故，直到最後我給他看警方報告，顯示另一輛車的後車燈破碎，他才不再否認。哥哥和妹妹想要拿走他的車鑰匙，但我反對。我告訴他們，任何人都可能犯錯，我們應該再給他一次機會。

可是，他的失誤很快變成無法再找藉口解釋的地步。他在印度教寺廟，和其他信徒爭論他所認定的印度貪腐問題。儘管父親公開宣稱自己支持祖國，但在他的愛國情操中，總是對印度持續不振的國力和第三世界的腐敗，抱持一定程度的鄙夷。不幸的是，這間寺廟的贊助人並不認同這些意見。父親最後被禁止參加祈禱。

父親的理財規劃也愈來愈輕率。他會從銀行領出大量現金——一天領七百美元、幾天後又領兩千一百美元，然後任由這些錢放在家中各處。哥哥和我求他停止這麼做，因為母親的照護者團隊會在家中來來去去。但父親並沒有停止，或者說無法停止。我們會偷偷把這些現金蒐集起來，重新存回他的帳戶，而他根本不會發現。儘管如此，錢財和首飾仍陸續消失。帳單也沒有付。拉吉夫碰巧在餐桌上的一堆文件中，發現一張來自香蕉共和國的帳單時，這張帳單已經由債務催收公司列為逾期債款；他們顯然從五月起，就一直在努力聯絡父親。哥哥打給那間公司想要支付帳單時，電話另一端的人員讓他等了二十分鐘，然後跟哥哥說，除非他出示授權書，否則她不能跟他說話，更別提接受他的錢了。拉吉夫傳訊息給蘇妮塔和我：「我說我只是想要支付帳單，但連這件事他們也不允許。笑死我了。我在笑，但我好沮喪。」

然而，最後是一通來自父親的電話，讓我不再合理化他的失誤。那是二〇一五年秋天的某個下午，我正在醫院巡房。父親漫不經心說：「桑狄普，我想問你一件事，如果你不同意就跟我說，就是我們該不該把你媽送進安養院？」他的語氣就像在問我們晚餐該吃什麼，而不是為結縭五十多年的愛侶決定命運。

儘管我很震驚，但我仍努力保持鎮定，問他：「爸，媽在哪裡？」

「噢，她就在我身邊。」我聽到他轉向母親，對她說：「我正在跟桑狄普說話，我們在討論是不是該把妳送進安養院。」

母親開始哭泣，那是一陣尖厲刺耳的嚎啕大哭。

父親很快改變說法，對母親說：「我不是說我們該這麼做，拉潔，我只是說我們該考慮這件事。這也由妳決定，但他們會好好照顧妳的。當然，我們每天都會去看妳。」

我在籠外悲傷看著他

就事論事，那通電話令人髮指又顯露出漠然的殘酷，而這件事終於讓我明白，父親的疾病已經進入更嚴重的階段。超過一年來，我一直不願相信其他家人都覺得很明顯的事實，因為我害怕即將發生在父親身上的事（或許也害怕即將發生在我身上的事），所以我一直合理化這些情況。到此為止了。真要說的話，我現在發覺自己抱持相反（而且可能更具破壞力）的看法：父親不再能正常思考了。

當然，我仍會注意他的言論，但我很少會回應或重視他說的話，除非他的言論聽起來還算正常，例如他對二〇一六年某位共和黨總統候選人的滑稽言行所做的評論。如果他的言論很奇怪或很特異，這些言論（也代表他本人）就會遭到無視。他會向我述說久遠的家族故事，但我會發現這些故事不有趣或毫無關聯，然後呵斥他或叫他動作快點。毫無疑問的是，他原本就已經覺得很難受也很寂寞，而我卻讓他感覺更糟糕。我當然不是有意的，但這並不重要。父親被貼上罹患腦部疾病的標籤之後（這個標籤是因為我用得理不饒人的態度，解讀他的言論而產生的），對我來說，他就成為家中的小角色，也成為他原先自我的縮小版，孤立且困於日益縮小的界限，而與此同時，我在籠外悲傷看著他。

母親也遭遇類似的情況。帕金森氏症（或是她服用的治療藥物）所導致的症狀之一是幻覺。她開始出現幻覺時，我們三兄妹都傾向以帕金森氏症為出發點，來解讀她絕大多數的行為和感受。社會心理學家基特伍德（Tom Kitwood）將我們這種作為命名為「惡性社會心理」（malignant social psychology）。這是「去人格化」的形式之一。連母親因為無法再正常走路、或因為父親不斷與她的看護吵架而感到難過或變得沉默，都被我們（還有她的醫師）解讀為神經功能減退的證據，而不是人在面對艱困及挫折的情況時，會產生的合理反應。

我在那幾年內寫了一本關於心臟的書，其中一個中心主題就是心理社會壓力對人體健康的不良影響。然而，面對父母時，我的想法卻倒退成一種疾病模型，認為他們的疾病只不過是細胞病變的後果。我們的父母遭到束縛和邊緣化，原因不僅是他們的疾病，還有我們對他們的反應。

我記得二〇一五年末的一個冬夜，父親急著叫我去他們家。母親坐在餐桌旁，雙眼因為哭泣而顯得紅腫。她指責新來的看護蘇嘉妲把一些毛毯放錯位置。過去一個月內，母親已經換過兩位看護，蘇嘉妲是第三位。「我一直告訴她，家裡沒有毛毯，但她不肯聽，」父親沮喪大吼：「我跟她說：『如果妳一直指責蘇嘉妲，她就要離開了！』」

我拉出一張椅子，在母親身旁坐下。「媽，家裡沒有毛毯，」我語氣堅定說：「蘇嘉妲沒有拿走毛毯，但即使她真的拿了，也沒關係。反正那些毛毯很便宜。」

母親反駁說：「對你來說或許很便宜，但對我來說不是。」

為了安撫她，我跑上樓，在她的衣櫥裡翻找。那裡有好幾堆絲綢套裝、一件我送給她的背部按摩器（還放在盒子裡），以及一些宗教法器聖物。沒有毛毯。我下樓之後告訴母親：「我每個地方都找了，還是找不到毛毯。」但她堅持自己上樓去找。她以比平常更敏捷的動作爬樓梯，因為右手在摔倒後依然作痛，所以她用左手抓著樓梯欄杆。在主臥室，我從衣櫥的一格櫃子裡，拉下一捆包裹，並拉開塑膠袋的拉鍊。母親說：「不是，那些是棉被。」那不是她在找的東西。我到客房的衣櫥翻找，然後發現另一堆由床單覆蓋的物品。我打開這個包裹，居然就是母親一直在找的羊毛毯，色彩鮮豔，全都堆在一起。母親發出勝利的叫喊：「啊哈！」而我站在一旁感到羞窘，不知道該說什麼。她快步走出房間，「我們趕快下樓告訴你父親，這樣他才不會說我是騙子。」

當晚，雪花輕飄飄落下，母親已經去睡覺，而父親和我靜靜坐在餐桌旁。他一直未曾放棄希望，但即使是他也看得出來，母親的病情正在進入末期的急轉直下狀態。到了這個階段，互相衝突的問題愈來愈明顯，一個問題的解決辦法會導致另一個問題。父親一邊盯著靜音的電視新聞、一邊說：「我為你母親感到難過。她對自己的東西有很強的占有慾，而我覺得，有一天她會離開，這一切都會拋下。」

出於愛與責任

琵雅的耶誕節戲劇表演結束之後，過了兩週，我們在我家慶祝我的四十七歲生日。父親和我在聚會上發生一場小爭執。他向我的賓客要電子郵件信箱，這樣就能與他們通訊；但他在丟失了寫著信箱的紙條時驚慌失措。我告訴他，我稍後會用電子郵件寄給他信箱位址，他卻大發脾氣，聲稱我一定會忘記。我也發火了，跟他說既然他記不住把紙條放在哪裡，要求別人寫紙條根本沒意義。如果不是因為當下是一個喜慶的場合，我們兩人的爭執其實只算是小口角。等到切蛋糕時，我的家人和賓客一起大聲唱著生日快樂歌，我們已經完全遺忘這場爭執。

但幾天後，父親在我上班途中打電話給我，堅持要我馬上過去。我一邊在路面積雪融化的長島高速公路上減速慢行，一邊說：「爸，可以等等嗎？我在去醫院的路上。」

他突然發火說：「照顧父母也是你的工作。我從前就為我母親這麼做。」

儘管不情願，我仍然將車開下高速公路，進入出口坡道，迅速左轉兩次，然後重新向東行駛。我看了一下手錶。第一位門診病人將在三十分鐘後抵達。

「所以現在我們應該要放下一切，按照他的衝動做事嗎？」我一邊在繁忙的交通中穿梭，一邊在電話中向拉吉夫發牢騷：「為什麼？這樣他就能再跟我說，他想捐贈器官嗎？」

「我也害怕接他們的電話，老弟，」拉吉夫同情回答：「我沒那麼害怕媽的電話，但他們兩人常常在一起。」

拉吉夫和父親的關係總是很緊張，傳統印度家庭的長子並不好當。儘管拉吉夫享受長子的優勢，但他同樣厭惡隨之而來的責任：與父母認可的人結婚、選擇父母會引以為傲的職業、為弟妹樹立好榜樣、永遠背負父親對他的深切期待所帶來的重擔。拉吉夫十四歲時，父親選他為自己的第一本著作《珍珠粟及相關物種的細胞遺傳學與育種》打字和校稿，他是父親在書中誌謝的唯一孩子，也只有他跟父親一起在實驗室暗房裡，通宵沖洗顯微鏡照片。我依然記得，他在週六清晨日出之前睡眼惺忪、腳步虛浮走進我們的臥室時，身上飄出的照片沖洗劑酸味。

父親喜愛拉吉夫，因為他會用正確的方式做事，也就是擁有完美主義者傾向的父親所希望的方式。儘管拉吉夫經常抱怨，但他最後總是會按照期望去做——或許是出於愧疚或責任感，也或許是因為害怕失去父母誇獎的本能。

一輛礦場砂石車濺起的水花，噴在我的擋風玻璃上，此時我說：「或許我們沒對爸媽懷抱應有的愛，或是像其他孩子對爸媽一樣的愛。」我突然陷入懊悔的情緒。

「我完全不覺得愧疚，」拉吉夫淡淡說：「我覺得我為他們付出得夠多了。」

「但你這麼做是因為你必須做，而不是你想要做。」

「有些人這麼做是出於愛，」拉吉夫說：「有些人是出於責任。我就是出於責任才這麼做。」

不論我們的動機是什麼，這都不是我們的父母晚年時該有的樣子：他們身體欠佳、又獨自生活，兒子卻只在工作和其他責任之間，擠出少許時間匆匆探望。身為他們的子女，我們曾經承諾會照顧他們，而事實上，我們並未遵守這些承諾。當然，我們是有理由的：工作、家庭、互相衝突的優先事項。可是到頭來，放棄遵守承諾其實是一種選擇，就跟我們人生中其他任何選擇一樣，這是時間逐漸縮減、責任日益增加，或許還有意願不足所導致的後果。在物理學上，物質（例如水）的三相點是固態、液態、氣態三相共存時的溫度和壓力。哥哥和我發現，我們在家中扮演的角色也是三相：家長、配偶，現在又加上照護者。每個角色都和其他角色處於緊張且不穩定的平衡狀態。

我在高速公路上減速行駛時，不禁開始思考父母晚年時在印度生活是否會比較好，至少那裡有親戚陪伴（有一個兄弟住在附近、一個表親住在相同街區），而且他們可以在需要時及時幫忙。前年夏天，在父親的退休宴會上，我曾跟妹婿維尼討論父母搬到長島的事，他告訴我：「在印度，我們習慣大家庭生活在一起。」維尼常說，美國的生活注重個人目標，而代價是犧牲集體責任。從前這種文化很適合我們，或許在父母盛年時也很適合他們，但如今他們生病又需要幫助，這種文化就顯露出嚴重不足。

當然，自從我們離開之後，印度也經歷許多變化。婦女現在經常外出工作，長者照護的責任愈來愈常外包給私人的有薪勞動力，或是全國各大城市如雨後春筍般出現的安養院。儘管如此，多代同堂的家庭依然是印度社會常態。這種主流文化仍然優先考量長者照護，或者至少沒這麼容易為了個人目標而犧牲長者照護。

我駛向通往希克斯維爾鎮的出口時，哥哥說：「你一直堅持讓他們待在自己的家，但這種做法不再適用了。昨天我又必須去他們那裡，因為他把自己鎖在屋外。」

我出於習慣，為父親辯護說：「這不是他的錯。前門鎖著，他是從車庫出去的。」

哥哥大聲說：「桑狄普，你真的相信他還能照顧自己嗎？他連電視都不會用！他上次寄電子郵件給你是什麼時候？我不認為他還知道怎麼寄電子郵件。你一直說讓他開車，但他這樣會傷到人的。你必須放棄這種讓他獨立生活的想法。媽和爸需要改變生活環境。蘇妮塔和我的意見一致，但你不是。」

父母是無可取代的

我抵達父母家時，前門開著。父親依然穿著睡衣，在客廳來回踱步，好似在排練一場演講。這間房子已經開始像是垃圾場了。餐桌上堆著他一直在努力分類的舊論文，牆上是過往旅行的紀念品：西藏盤子、瑞士鐘、各種複製品，都是久遠的回憶。

父親一看到我，就停止踱步。他指著餐桌對我說：「坐下。」

「爸，我沒有很多——」

他大聲說：「坐下。」

餐桌上放著父親的筆記型電腦，還有一本華生的《解密雙螺旋——DNA結構發現者華生的告白》，那是上週末，我自己的生日當天送給他的。他在封面上寫了「這是桑狄普送我的珍貴禮物！」但除此之外，這本書似乎尚未有人閱讀過。

我在一張高背椅坐下。即使已經搬過來一年多，這張椅子依然罩著塑膠膜。我說：「爸，到底怎麼回事？」

他花了點時間組織自己的思緒，然後開口說：「你之所以成為現在的你，主要是因為我的緣故。」他停頓一下，讓我有時間充分理解，接著繼續說：「不是完全因為我，但主要是因為我。讓你堅持繼續就讀醫學院的人是我。」

不論這番宣言聽起來有多麼奇怪，其中確實有一部分是對的。我讀醫學院時，每當我開始喪失繼續就讀的動力，父親總是會耐心傾聽，並不斷鼓勵我。我很不耐煩，說：「為什麼你要跟我提這個？」

「你生日當天只有說到你媽，幾乎沒提起我。這樣很丟臉。」

我回想當時舉杯致詞時說的話，也很意外他居然記得。「即使我說了一些關於媽的話，你難道不覺得，她這麼多年的付出值得讚美嗎？」

父親從桌上拿起我寫的第二本書《成為醫師》，對我說：「還有你把著作獻給她，而不是我。你應該提到我們兩人！」

「我的第一本書就是獻給你。」

「你沒有。」

「我有！你只是忘記了。」

他不理我，從書頁中拿出幾封他之前插進去的信。他說：「這棟房子裡的每一封信上，都有拉吉夫的名字。」他舉起一個信封，手不停顫抖。

為了避免催收通知，哥哥已經把所有帳單都轉移到自己名下。我說：「你應該去跟拉吉夫討論這件事。」

「跟拉吉夫討論有什麼用？」父親突然大發雷霆說：「這是我的房子！」

我平靜說：「這是你的房子。」

「那為什麼每樣東西上，都有拉吉夫的名字？」他抓起之前塞在那本書封面內的支票簿，然後撕下一張已寫好的支票。「這是支付這棟房子開銷的錢，」他語帶苦澀說：「是賣掉法戈市那棟房子拿到的錢。你拿去給拉吉夫。」

父親看起來比以往都要更矮小、更孱弱。「沒關係的，爸，」我努力放柔聲音說：「我們是一家人。」

他打開筆記型電腦，說他想要給我看某個東西。我瞥一眼牆上的時鐘，我的第一位病人現在一定在掛號了。我等他給我看東西，但他只是盯著登入頁面。

我說：「你似乎很累。」

他回答：「我一直都很累。」

「嗯，你似乎比平常更累。怎麼回事？媽怎麼樣？」

他停頓一下，才說：「她……老樣子。昨晚她說有人睡在地毯上。我說：『沒有，拉潔，沒有人。』」

我努力思考要說什麼。父親在母親生病期間，一直給予母親支持，儘管我跟其他家人都意識到他經常無法滿足母親的需求，但我依然很敬佩他。「我很驕傲——」我說不下去了，這些話聽起來好空洞。

「不，我愛你的母親，」他迅速開口說：「我至少能做這件事。你知道她為我們犧牲了多少。我們在印度時，她是去學校教書。她必須在烈日下搭兩班公車。我失業時，她就陪在我身邊。」

我專心聽他說話。那一刻，父親的思緒似乎完全清明。

「我們曾經生活得很好，」父親繼續說：「我獲得各種獎項、金牌，還有以我命名的中心。她也曾經生活得很好。可是，我們的人生即將走到盡頭。如今有時我會覺得，我們應該去死比較好。」

我從椅子上彈起來，「爸，你在說什麼？」

他的目光越過我，好似盯著數千英里之外的某個東西。「我從前多麼有生產力，」他說：「講課、投影片、電子郵件。現在……」他的聲音愈來愈小。

「爸，你還有很多事可以做，」我用鼓勵的語氣說：「我們可以去冷泉港，就像我們之前討論過的。也許你可以在那裡開一個暑期班，」我知道這已經不可能了，「或是……我不知道，用別的方式貢獻你的時間。」

母親在臥室裡叫他。母親又要上廁所了。父親提高聲音說他來了，然後轉向我說：「我不認為你們會想念我。你們現在有自己的家庭了。」

「我們當然會想念你！」我大喊：「我們擁有共同的回憶！」

「噢，或許會想念兩三天、想念一週，但你們會忘記的。不過你媽會想念我。我們共度了一輩子。我可能會對她發脾氣，但她對我來說非常珍貴。她總是站在我這邊。」我的手機響了。我一邊急著離開，一邊說：「爸，我知道。」

「你不知道！」他大聲說：「她以前在中學教書，她必須在烈日下搭兩班公車。我有跟你說過嗎？」

我坐進車裡的時候，父親就站在門廊。我從車道倒車出去，他遲疑片刻，還是向我揮手。我有點想留下來陪他，但我必須離開。我的病人正在等著見我。

當下我受到某種已經消失多年的感覺驅使，打開車門、跑上階梯，然後擁抱他。他的棉質上衣微微散發歐仕派體香膏的氣味，讓我感覺再次回到從前，那時的他與現在不一樣，而我對他既敬且畏。這個男人曾經為自己的學術事業、為總是能控制自己（和他人）而引以為豪。看到他現在的模樣，上午十點多居然還穿著睡衣，真是令我心碎。他總是讓我想起狄西嘉執導的電影《單車失竊記》裡的父親：慈愛、心不在焉、富有保護慾，但也有點可悲。那一刻，我覺得自己就像電影結尾的男孩，原本對父親抱著崇敬之情，現在卻滿懷傷感、看著失意的父親。

我擁抱父親時，他說：「謝謝你，兒子。」我摩挲他帶有鬍渣的臉，並親吻他。他拍拍我的頭，微勾唇角。他說：「父母是無可取代的。」彷彿當天早上的整件事就是他不斷努力教導我的其中一堂課。「還記得我母親嗎？她是在我懷中過世的。」

我的眼中蓄滿淚水，轉頭走回我的車。我沒勇氣告訴他，事實並不是這樣。

六、看來我們要處理的是一種特殊疾病

我閱讀的一部分文獻，會追溯人類數千年來，對老化和心智衰退的看法演變史。在人類歷史中的大多數時間，都將父親這樣的病症視為老化的正常一環。連古埃及人也認為老化會與記憶喪失一起發生，儘管那時認為這種病症起源於心臟。舉例來說，公元前二十四世紀的一段古埃及文獻，將一名老年宮廷官員描述為「心臟枯竭，無法記得昨天的事」，且「每晚都變得愈來愈幼稚」。

希臘人同樣認為心智往往會隨著身體老化而衰退。柏拉圖和亞里斯多德都在公元前四世紀，著書討論與老化相關的心智衰退。亞里斯多德認為，這個問題是冷的黑膽汁累積所致，使老年人無法勝任高層職位，「因為年輕時曾幫助他們的機敏心智，已經所剩不多」。即使文明逐漸進步，這種以膽汁來解釋老化的觀點，依然持續存在。公元二世紀，羅馬哲學家兼外科醫師加倫寫道：「老化不像進食和生長一樣自然。」他把老化的過程比喻為「不可避免的身體感染」，並把與老化相關的記憶喪失，歸因於腦部的「體

液冷卻」。當然，儘管加倫提出的「腦部生理變化能影響心智」這一洞見是革命性的進步，但他的看法依然不正確。

公元前一世紀，羅馬政治家西塞羅認為，老化不一定會導致心智衰退。他是率先提出這種觀點的古代哲學家之一。他在專題論文〈論老年〉寫道：「老年痴呆並不是所有老人的特性，而是僅限意志薄弱的人。」西塞羅相信，活躍的心智生活可以延緩、甚至預防心智衰退，而且他認為，心智就像燈一樣，除非供應燈油，否則燈光會逐漸黯淡。西塞羅寫道：「我們有責任抵抗老化，透過謹慎照料來彌補衰老的缺陷；我們要向抵抗疾病那樣，抵抗老化。」他又補充：「我們的身體會因為勞動的疲憊，而變得沉重，但我們的心智會隨著不斷鍛鍊，而變得更輕盈、更敏銳。」如今，「刺激腦部的活動能減緩認知衰退」這一想法已受到廣泛接納，而我們可以從西塞羅富有遠見的文字中看出，這一想法就是萌發於此。然而，西塞羅的深刻思考對於這方面的觀點，幾乎沒有產生影響。

在中世紀和現代早期，失智症似乎沒有引起很大的興趣或關注，部分原因是當時有更致命的人類流行病肆虐，例如腺鼠疫。儘管如此，瘋狂和衰老依然是日常生活中司空見慣的景象，藝術及文學中都有相關題材的表現。例如李爾王似乎罹患某種失智症，特徵是推理能力差、偏執、定向障礙、精神病（「有人知道我是誰嗎？」）。而在莎士比亞的另一部作品《皆大歡喜》中，「憂鬱的傑奎斯」詳細描述了人類生命週期的病態結局：

終結著這段古怪的多事的歷史的最後一場，
是孩提時代的再現，全然的遺忘，
沒有牙齒，沒有眼睛，沒有口味，沒有一切。（朱生豪譯）

喬叟、包斯威爾、史威夫特都描寫過老年心智機能的衰弱無力。以史威夫特的《格列佛遊記》為例，永生不死的史特魯德布魯格人，會罹患一種與老化有關的失智型惡疾，變得「固執己見、暴躁易怒、貪得無厭、陰鬱孤僻、虛榮自負、多嘴長舌，無法維繫友誼，且失去所有正常情感」。史威夫特也寫道：「他們只記得青春和中年時期學到及觀察到的東西，但即使是這些記憶也非常不完整。」這顯然指的是海馬體退化。史特魯德布魯格人象徵著長期老化的恐怖，對不惜代價尋求長生的人來說，是一記警鐘。

諷刺的是，史威夫特出版這本小說大約十年後，他自己也發生認知退化的問題。他開始四處遊走，出現記憶和語言障礙，也逐漸發生定向障礙，這些臨床表徵幾乎可以肯定是阿茲海默症所致。史威夫特在七十歲時，寫信給友人：「我已經完全喪失記憶，由於嚴重失聰而無法與人交談，這種情況已經持續將近一年，我對治癒失去了希望。」為史威夫特撰寫傳記的勒基（William Lecky）於一八六一年寫道：「這不是瘋狂……而是衰老後隨即發生的絕對痴呆。」最後，史威夫特的事務改由指定的監護人管理。勒基指出，到了那時，「每一絲聰慧的火花都已經消失。他持續這種狀態兩年，最終才從痴呆的沉眠，進入死亡的長眠。」

儘管失智症是熱門的文學題材，但在近代科學發展以前的歐洲，這種疾病並沒有引起太多關注。當時認為控制人類心智的力量十分神祕，不屬於理性範疇。在那個時代，教會是推廣知識的主導力量，而透過實證觀察質疑宗教教義，往往視為異端邪說，可判處死刑。

不過，隨著大眾逐漸將失智症視為一種能夠透過理性調查來瞭解的神經精神病症，這種對於宗教教義的尊敬也在十七世紀開始消退。舉例來說，解剖學家開始探查腦部，試圖尋找可以解釋精神障礙的線索。有些學者發現，失智症病人的腦比正常的腦更硬更乾，或者如同瑞士解剖學家博內特（Théophile Bonet）形容的，「受到過度潮溼或寒冷所壓迫」。不過，另一位更知名的義大利解剖學家莫爾加尼（Giovanni Morgagni）後來反駁這些觀察，寫道：「我不會這麼強調（腦部）硬度。你們要知道，在某些心智並未異常的人身上，我發現他們的大腦有同樣的硬度。」

儘管存在這類誤解，但將腦部視為精神障礙根源的觀念，已是顯著的進展，因為在先前歷史的大部分時間，大眾一直認為心臟是情緒和精神生活的儲庫。

到了十九世紀中葉，有一種針對精神疾病的科學方法逐漸確立地位。有醫師發現，死於失智症的病人腦部，往往比正常腦部更萎縮也更輕。自此之後，無數醫師也觀察到相同結果。

法國精神科醫師莫雷爾（Bénédict Morel）在他一八六〇年的教科書《精神疾病治療》中，將腦部重量減輕，形容為「人類退化的表現之一」。四年之後，英國醫師威爾克斯（Samuel Wilks）寫下一段文字，描述頭骨內萎縮得太小的腦。他指出：「腦溝沒有聚集在一起，反而分得很開，而且它們的間隙充滿血清。」

科學家很快將腦萎縮，理解為失智症的關鍵特徵。事實上，老年個體的腦部剖檢不一定呈現萎縮特徵，這一事實有助於推翻「失智症是老化的必然結果」這種主流觀念。

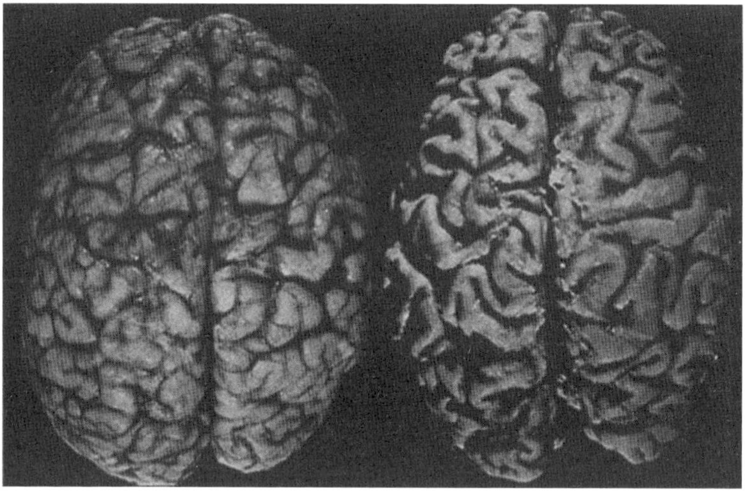

正常的腦（左）和萎縮的腦。
科學界在十九世紀中葉，首次將腦萎縮視為老年失智症的特徵。

（Reproduced by permission of Elsevier; from N. C. Berchtold and C. W. Cotman, *Neurobiology of Aging* 19 [1998]: 173–189）

十九世紀的人也開始將精神疾病視為一種需要治療的醫療狀況。法國醫師皮內爾（Philippe Pinel）是現代精神病學的創始人之一，針對精神失常的發展，他特別關注遺傳和生理學的作用，而不是道德及宗教敗壞的作用。

皮內爾在一八〇六年出版的《精神疾病論述》中，譴責醫療體系慣常「視病人為無法馴服的生物而放棄治療，任其陷入悲慘的命運，將病人單獨監禁並戴上鎖鏈，或是施以極其嚴厲的對待」。當時，失智症病人經常與「智能障礙、癲癇、癱瘓的病人」關在一起，或是與娼妓和其他「性變態者」關在一起，並以冷水澡及鞭笞虐待。皮內爾的研究促使醫界對這些病人，進行更人道的治療。

與此同時，針對失智症的分類系統也開始形成。法國精神科醫師埃斯基羅爾（Jean-Étienne Dominique Esquirol）是皮內爾的學生，他將老化相關（或老年）失智症和其他後天失智症區分開來。後天失智症的其中一例是梅毒相關失智症，這種失智症估計占當時失智症病例的將近十分之一。

埃斯基羅爾寫道，老年失智症是「從記憶衰退開始，特別是近期記憶」。他又補充道：「病人逐漸無法專注；意志變得搖擺不定；行動日益遲緩。」那個時代的人經常將失智症視為低能、愚笨或痴呆，但埃斯基羅爾正確點出失智症和「先天痴呆」（當時對智能障礙的稱呼）之間的一項重要差異：「處於失智狀態的人失去原先享有的優勢，反之，痴呆的人一直處於匱乏和悲慘的狀態。」

到了十九世紀末，科學界認為導致中風的血管硬化會使血流減少，進而造成老年相關失智症。神經病理學家經常描述血管充滿脂肪沉積的老年病人發生「血管性失智症」的病例。然而，血管性疾病無法解釋所有的失智症病例，特別是相對年輕就出現失智症的病人。

阿茲海默醫師與病人迪特

值得注意的是，血管性疾病也無法解釋一名五十歲德國女性的病因，這名女性名叫迪特（Auguste Deter），在一九〇一年住進法蘭克福市立癲癇病人與精神病人診療所，並由傑出的精神科醫師阿茲海默進行治療。

迪特原本婚姻美滿，育有一女，卻突然開始惡化到精神失常。起初，她出現偏執妄想，認為結縭二十八年、擔任鐵路辦事員的丈夫卡爾外遇，但她的病症很快演變至健忘和嚴重定向障礙。她與朋友打招呼的方式，就像是他們第一次見面。日常事件發生後沒多久，她就已經遺忘。在幾個月內，她就再也無法照顧自己，丈夫只好將她送進法蘭克福當時稱為「瘋人堡」的收容所。迪特告訴醫師：「我已經失去自我。」

「在收容所裡，她的行為顯示出完全無法自理的所有表徵，」阿茲海默寫道：「她完全無法分辨時間和空間。有時她說她不理解任何事，每件事都令她覺得奇怪。有時她會像朋友一般，與主治醫師打招呼，並因為沒有完成家務而請求原諒。有時她會大聲抗議，說主治醫師想要割傷她，或是激動斥責主治醫師，表情暗示她懷疑對方有卑劣的意圖。」

阿茲海默寫道，儘管迪特的步態和反射都正常，「但她的記憶力嚴重減退。如果向她展示物品，她能正確說出物品名稱，但幾乎馬上就忘記一切。」她的語言技能也嚴重衰退，「閱讀試題時，她會跳行或拼出個別單字來閱讀，或是透過她的發音讓文字變得毫無意義。寫作時，她會多次重複某些音節、略過其他音節，然後很快就完全崩潰。說話時，她會使用填空和一些換句話說的表達方式，例如以「倒牛奶的東西」代替杯子。有時她顯然無法繼續說下去。」

當時，阿茲海默的職位是臨床精神科醫師，但他最有興趣的領域是神經病理學。他在柏林讀大學時，就開始著迷於細胞的顯微研究。當他返回出生地巴伐利亞的下法蘭克

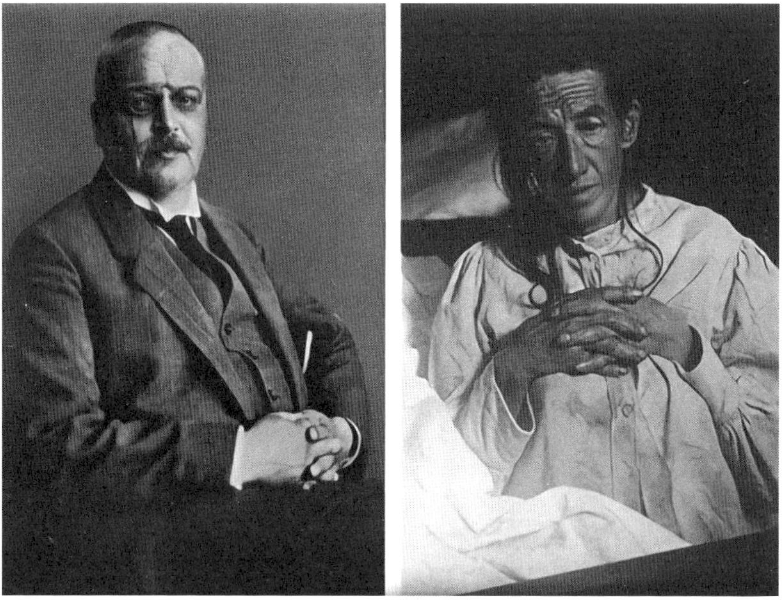

阿茲海默醫師（左）和他最著名的病人迪特

尼亞，並在烏茲堡大學研習醫學時，他學會細胞染色技術。

阿茲海默在一八八七年以優異成績畢業，博士論文是探討耳朵分泌蠟質的腺體。畢業後，他任職於法蘭克福市立精神病診療所，並在那裡認識尼索（Franz Nissl）。尼索是神經解剖學家，他發明一種目前仍在使用的特殊細胞染色法，稱為尼索染色。

阿茲海默和尼索成為朋友，兩人白天診療病人，晚上則一起用顯微鏡觀察。尼索注意到年輕同事阿茲海默對組織學（組織微觀結構的研究）感興趣，於是鼓勵他同時從事研究和臨床工作。

不過，阿茲海默起初並沒有這麼做。直到後來，他的妻子西西莉在生下他們的第三個孩子後，不久過世，由於西西莉是一名富有銀行家的女兒，所以留給阿茲海默一大筆遺產，使他在經濟上得以獨立，此時他才採納尼索的建議，投身於實驗室研究。

阿茲海默的病人迪特於一九〇六年初過世，當時阿茲海默已經轉到慕尼黑的皇家精神病院任職，在歐洲頂尖精神科醫師克雷普林（Emil Kraepelin）的實驗室，擔任神經病理學家。阿茲海默在離開法蘭克福之前曾要求，迪特死亡後，她的醫療紀錄和腦必須寄給他。阿茲海默在一九〇六年春天，拿到這兩樣物品。

腦中的老年斑塊

阿茲海默檢查迪特的腦時，首先注意到顯著萎縮。這個器官重量很輕，大腦皮質也比同齡正常人更薄。他利用新開發的染色技術，在顯微鏡下檢查腦組織的薄切片。他發現兩個令人困惑的異常之處。第一，「有某種奇怪物質沉積，造成〔許多微小〕病灶遍布整個皮質，特別是上層皮質」。如今已知，這些累積物質是老年斑塊（senile plaque，阿茲海默稱之為「累積產物」），而老年斑塊內的奇怪物質則是β類澱粉蛋白，這種腦部蛋白質經過結構變化，因而變得「黏稠」，並形成微小的聚集型態。

儘管至少從十九世紀中葉起，病理學家就知道類澱粉蛋白的存在（當時已觀察到不同類型的類澱粉蛋白，在許多老化器官中累積，包括腎臟、心臟、肝臟），但直到一九二七年，才透過偏振光，確定它是腦部斑塊的主要成分。

阿茲海默使用一種特殊銀染色法，觀察到另一項異常，就是腦細胞內出現先前未曾描述過的纖維纏結。阿茲海默寫道：「細胞看似正常，但細胞內有一條或多條纖維很突出，因為它們特別厚、也特別堅韌。」後來電子顯微鏡顯示，這些纖維原本是在神經元內運輸營養素的正常結構，但是有一種τ蛋白（tau protein）摺疊錯誤，將纖維扭成螺旋狀，因而干擾纖維的功能，使其變得異常。「纖維合併成緊密的纖維束，並逐漸達到細胞表面，」阿茲海默寫道：「最後，細胞核和細胞本身分解，只剩一團纖維纏結，表示那裡曾經存在過一個神經元。」

人類超過五十歲之後，腦中大多會存在一些纖維纏結。這或許是一種老化現象，而且在正常壽命期間，並不會導致失智症。然而，含有類澱粉蛋白斑塊的纏結更加緻密，也更具破壞力。迪特的腦就是如此。她的腦已經崩解，細胞體呈現彗星狀，裡面充滿異常的蛋白集合。她的大腦皮質中，有高達三分之一的神經元已經病變。

阿茲海默的觀察結果引起導師克雷普林的興趣，而克雷普林是當時歐洲最知名的精神科醫師。他長久以來一直想要證明精神障礙源自腦部病變，阿茲海默的觀察結果與他這個核心信念產生共鳴。

克雷普林鼓勵阿茲海默向範圍更廣的科學界展示自己的發現，於是在一九〇六年十一月三日，阿茲海默首次於圖賓根的德國精神科醫師研討會上，發表這些觀察結果。然而，儘管這場演講有大約一百人參加，卻沒有引起多少興趣。（下一場關於強迫性手淫的演講，似乎吸引更多關注。）

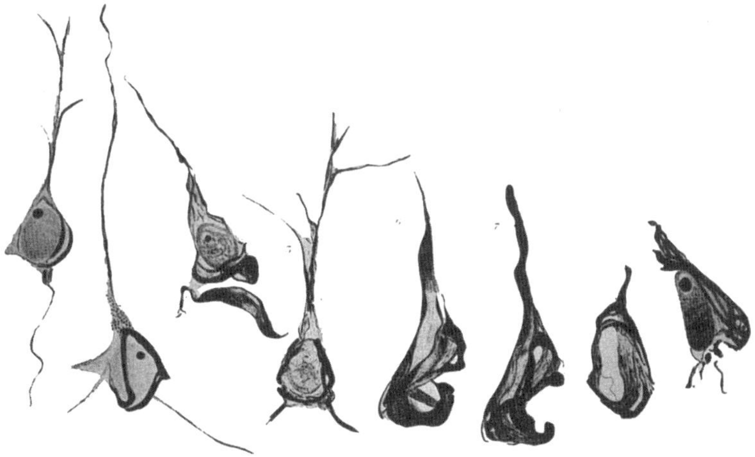

神經纖維纏結和神經元崩解 （由阿茲海默醫師及同事繪製）

數個月後，阿茲海默發表一篇論文，描述一種發生於腦內的「獨特病程」。阿茲海默寫道：「考慮到所有因素，看來我們要處理的是一種特殊疾病。」然而，這篇論文同樣沒有獲得多少關注。

儘管如此，克雷普林依然相信阿茲海默的研究很重要，所以在一九一〇年極具影響力的教科書《精神醫學》第八版，他描述了迪特的病例和阿茲海默的發現，並將這種疾病命名為「阿茲海默症」。克雷普林彙整摘述這種疾病的許多基本特徵，包括「接受能力下降、心理韌性減弱、情感關係受限、活力減少、出現難以克服的不受控性」。「病人的情緒生活逐漸惡化，」克雷普林寫道：「他們對痛苦生活或快樂生活的覺察大幅下降。」他評論，在大多數病例中，「感知障礙和記憶減退，似乎是最典型的症狀」。他也指出，即使「近期事件的記憶開始顯露出大量難以理解的缺口」，但「他們能回想起童年事件，而且記憶鮮明得令人意外」。克雷普林承認，阿茲海默症的臨床意義尚不明確。但由於克雷普林的聲望崇高，所以這個疾病名稱「阿茲海默症」得以保留下來，而且在第二年，美國和歐洲就使用這個名稱，診斷心智缺陷病人。

儘管如此，瞭解失智症機制的進展仍然停滯數十年。進展緩慢的部分原因是迪特發病時還算年輕。雖然她的症狀與老年病人類似，但有一個主要問題仍然沒有解答：當時

「阿茲海默症」一詞用於形容迪特這種相對年輕的失智症病人，這種疾病是否與更常見的老年失智症相同？

無論是阿茲海默還是克雷普林，都不認為這兩種疾病相同，而且並不是只有他們兩人抱持這種看法。許多病理學家認為，阿茲海默失智症的斑塊、纏結、神經元死亡等病變，比老年失智症更嚴重。神經學家宣稱，這兩種疾病也有行為上的差異，例如：阿茲海默症病人更焦躁、也更常四處遊走。（結果證明，這可能是因為年紀較輕的病人通常較健康，而且發病後能存活較久，使疾病有更多時間造成破壞。）

因此，大多數專家都認為，阿茲海默症是在相對年輕的病人身上發生的罕見疾病。一九四一年，英國神經病理學家麥可梅涅米（W. H. McMenemey）寫道：「看來我們最好將阿茲海默症視為一種中年精神病，其組織學特徵與老年失智症類似，但病變通常更廣泛、也更嚴重。」麥可梅涅米繼續寫道：「目前我們仍完全不清楚致病因子的性質；我們推測它們本質上帶有毒性或退化性，導致腦組織產生病變，結果與一種發生在老年人身上的失智症類似。」但他寫道：「這些疾病之間的關係仍無法確定。」

與此同時，美國人的壽命逐漸延長，失智症的發生率也節節升高。到了二十世紀中葉，美國有數萬名罹患失智症的老年病人住在精神病院。

一九四六年，美國國會成立國家心理衛生研究所，針對失智症和其他精神疾病進行研究。接下來二十年內，數千名失智症病人從逐漸頹敗的精神機構遷出，送進安養院。然而，醫學界依然不清楚失智症的致病原因。

病灶像野火般蔓延

到了一九七〇年代初期，卻開始出現一項共識，即阿茲海默症（當時依然認為只有中年病人會發生）與老年失智症（老年病人會發生）其實是同一種疾病。一九七六年，任職於布朗克斯的愛因斯坦醫學院、屢獲殊榮的神經學教授卡茲曼（Robert Katzman）在《神經學檔案》期刊，發表一篇影響力極高的社論，主張這兩種疾病之間的區分過於武斷。卡茲曼寫道：「雖然需要進一步研究，但目前不論是臨床醫護人員、神經病理學家或電子顯微鏡學家，仍然無法依據病人年齡之外的方法，來區分這兩種疾病。」

卡茲曼回顧來自歐洲的資料後，認為可能有一百萬以上的美國人罹患阿茲海默症。按照他的計算，每年死於阿茲海默症的美國人介於六萬至九萬，原因包括喪失腦功能導致肺炎、長年臥床造成其他感染、失去吞嚥功能。因此，阿茲海默症是美國第四或第五大死因，而這項事實卻遭到人口動態統計的標準表所忽略。

卡茲曼寫道：「老年失智症病人的死亡證明會記載死因是支氣管肺炎、心肌梗塞、肺栓塞、腦血管意外，或死時發生的其他急性事件。這類事件也可能讓癌症病人離苦解脫。然而，後者的死亡證明上會記載癌症為首要死因，而我們卻光明正大忽視老年失智症的存在。」卡茲曼做出結論：「我們相信，現在該放棄以年齡區分的武斷方法，採用單一正式名稱『阿茲海默症』。」

如果卡茲曼想要說服大家同意，阿茲海默症是一種分布廣泛、而且致命的公共衛生問題，那麼他成功了。在短短幾年內，阿茲海默症就從原本認定為相對罕見的病症，變成公認的美國老年人第四大死因。（附注：根據MEDLINE醫學資料庫，一九七五年發表的論文中，只有四十二篇的關鍵字包含「阿茲海默」。）

一九七九年，有多個家庭在芝加哥會面，並成立一個全國倡議組織：阿茲海默症協會。美國國會也在適當時機因應趨勢，成立國家老年研究所，該所於一九八四年建立六個國家阿茲海默症研究中心，探討這種疾病的基本機制。在一九八〇和一九九〇年代，隨著大眾注意到演員麗塔·海華斯和雷根總統等名人罹患阿茲海默症，公眾意識也日益加深。（雷根的認知問題在他擔任總統的第二任期，已經很明顯。）自那時起，聯邦對失智症研究的補助逐漸提高至超過三十億美元，幾乎是最初補助金額的八倍。然而，這筆費用依然不到癌症研究補助的百分之五十。

目前我們知道失智症有幾種不同類型，其中阿茲海默症最為常見。阿茲海默症病例通常在老年發病，但百分之一或二的病例發生在年紀較輕的病人（例如迪特），而且主要為遺傳性疾病。阿茲海默症的醞釀期很長；目前認為早在認知障礙出現的十多年前，就開始形成斑塊和纏結等疾病特徵。因此，我父親在二〇一四年十一月與戈登醫師進行初診時，他的腦中早已發生顯著且可能無法逆轉的細胞和突觸損傷。

阿茲海默症可影響許多不同的腦部區域。這種疾病經常從處理長期記憶的海馬體開始發生，但也可能從顳頂葉開始而導致語言障礙，或從額葉開始而導致判斷力低下或行為不受約束。不論疾病起初從哪裡開始侵襲，病灶都像野火一樣蔓延。在疾病的最後階段，病人的症狀往往非常相似。

核准用於治療這種疾病的藥物如愛憶欣，大多是治療症狀，例如記憶喪失（即使如此，也只有微小功效）。這些藥物無法減緩或逆轉疾病惡化。二〇二一年，美國食品藥物管理局核准抗類澱粉蛋白藥物阿杜卡努單抗（aducanumab）上市，但該局召集的一個專家小組反對這項決定。

（附注：二〇一九年，製造阿杜卡努單抗的公司百健（Biogen）得出結論：此藥產生的效益並未高於安慰劑，於是終止此藥的兩項晚期研究。但出乎意料的是，數個月後，該公司在分析一個較大型的資料集之後，重新啟用阿杜卡努單抗。據傳這個資料集顯示，阿杜卡努單抗確實讓接受較高劑量的初期阿茲海默症病人，減少了認知衰退的幅度。但是為美國食品藥物管理局提供意見的專家小組，堅決反對這個資料解讀結果，因此不僅讓病人的希望破滅，也可說是判定這項現行研究計畫的理論基礎無效。這項理論基礎認為，清除病人腦部的β類澱粉蛋白凝塊，將帶來較佳的臨床結果。這在數十年來，一直是阿茲海默症藥物研究的基礎依據。然而，阿杜卡努單抗和其他藥物試驗所累積的證據，已讓這項基礎依據受到質疑，有人呼籲重新檢視醫學界應對失智症流行病的方法。）

失智症缺乏有效療法

阿杜卡努單抗和類似藥物會標靶及清除類澱粉蛋白斑塊，如果類澱粉蛋白是阿茲海默症病人腦部損傷的主因，這類藥物預期可以延緩疾病惡化。但是至今為止，抗類澱粉蛋白藥物並未產生確認可靠的臨床效益。（而且在某些病例中，這類藥物會讓認知表現惡化。）

如果某種藥物可以清除類澱粉蛋白，卻沒有產生顯著臨床效益，那就可以合理推測，一定有類澱粉蛋白以外的病理機制，是失智症腦部損傷的主因之一。（標靶 τ 蛋白纏結的藥物，目前正在研發中。）

隨著失智症研究的進展，我們逐漸發覺，「阿茲海默症只是斑塊和纏結」的信條必須改為對這種疾病進行更廣泛的概念化。導致阿茲海默症的原因，可能既不是斑塊、也不是纏結；斑塊和纏結反而可能只是發炎等其他病理過程的副產物。

有一種腦部免疫細胞，稱為小神經膠質細胞（microglia），負責吞噬陌生病原體和死去的腦組織。近期證據顯示，小神經膠質細胞過度活躍可能加速腦部退化。著名的失智症研究學者坦茲（Rudolph Tanzi）說：「小神經膠質細胞成為殺手，不再只是清潔工。」

有些研究團體和公司正在努力瞭解，如何對控制發炎性小神經膠質細胞活性的基因造成影響。事實上，抗發炎藥物的小型研究已顯示，這類藥物具有降低阿茲海默症發病風險的一定效益。其他研究顯示，疱疹病毒或牙周病致病細菌等致病原，可能在啟動類澱粉蛋白累積方面發揮作用。這些初步的結果可能為後續研究和治療開啟新途徑，包括使用抗生素。

事實上，大多數病人確診時，已有非常多細胞死亡，所以治療斑塊或纏結不會帶來任何顯著效益。因此，新研究計畫已著重於促使神經元生長，以及恢復神經元之間的突觸連結。

無論未來的發展為何，都不會改變一項事實：過去四十年來，已有數百種失智症藥物淪為失敗的阿茲海默症療法。失智症依然是唯一一種缺乏有效療法、且分布廣泛的慢性醫學災禍。相較於一九〇一年阿茲海默能為迪特提供的幫助，如今我們能為病人提供的幫助並沒有多少變化。病人及家屬面對這樣貧瘠的治療現況時，必須保持超乎尋常的韌性。

七、這種日子終於到來

隨著父親的記憶逐漸衰退，母親的行動和平衡能力也日益減弱。正如母親過去五十年來與父親相依相伴的人生一般，她的病情也與父親的病情一起惡化。有一次她跌倒導致腳骨折，在急診室待了半天。她開始發作失神性癲癇，反應變得遲鈍，這又引起新一輪恐慌。

後來我們多次帶她去急診室，以便確認病因不是中風。她也開始出現妄想，指責父親在臉書上有情人。父親起初一笑置之，但隨著母親不斷指控這件事，他也變得心情鬱悶。他說：「如果我們結婚這麼多年，妳還會覺得我去找別的女人，那我應該淹死自己。」最後，母親要求找一位居家看護，來幫助她進行日常生活的基本活動：洗澡、進食、行走、穿衣。母親對我說：「兒子，要在年輕時做自己想做的事。衰弱會比你以為的更快發生。」

為了處置母親的症狀，我們添加了更大量、也更多種藥物：氟二氫可體松（fludrocortisone）治療低血壓、思樂康（Seroquel）治療幻覺、以及其他藥物用來緩解這些藥物的副作用，但這些藥物的效益不彰。我們永遠無法知道，如果我們起初不調整藥物，母親的病情是否會比較好。

母親曾經擁有充實的生活，她撫養三個優秀的孩子，管理一個總是超速運轉的家庭，但即使帕金森氏症剝奪她原本享有的生活，她也從未問過：「為什麼是我？」但我們總是說：「為什麼是她？」

每當病情一步步變糟時，母親總是堅持說：「如果我能維持這種狀態，那就沒關係。」即使她的病症惡化，她都能重新調整自己的期待，讓自己的精神幾乎保持完好。可是，這樣的母親令人不忍卒睹。二〇一六年早春的某一天，哥哥這個始終都是實用主義者的人說，他希望母親能快點過世。我們的外公就是這樣過世的，他剛過八十三歲生日，就死於心肌梗塞，我記得母親很慶幸他迅速又無痛逝世。但我嚴厲批評哥哥，我還沒準備好失去母親，我希望她盡可能活得長長久久。

兩週後，我們在父母家吃晚餐，母親告訴拉吉夫的妻子梵達娜，她的生命即將結束了。她以就事論事的態度說出這句話，語氣是不加掩飾的直率，因為她再也沒有力氣浪費在委婉上了。我們當然紛紛落淚，但並不感到驚訝。當時母親已經很難離開躺椅。我從多年的行醫生涯中學到，病人往往對自己的死亡有第六感直覺。例如，他們可能在心臟病發作或致命感染前，有一種劫數將近的感覺。儘管醫師不知道如何解釋這種現象，但大多會認真看待。然而，那天晚上我忽視母親的預感。我告訴她不要擔心，但她並不擔心。她經常說自己不想要活得比父親久。她即將達成這個願望。

大約三週後，在她過世當天早晨將近八點鐘，拉吉夫一邊開車、一邊打給我。他很少那個時候打給我，當時我正準備去上班，所以我看到他來電，就知道事情不對勁。「媽的狀況不太好，」他平靜說：「我覺得你應該過去那裡。」

我跟他說，我會先送孩子去上學，再過去。

「現在就過去，」他說：「我覺得媽剛過世了。」

母親解脫了

那是一個晴朗的四月天，天空一片湛藍，幾乎沒有雲，微風輕輕吹拂。我迅速開車出發，同時打給父親。他接電話時語氣很冷淡，但一聽到我的聲音，他就開始啜泣。除了跟我說小心開車之外，他無法告訴我任何事情，所以我要他把電話交給母親的新看護哈雯德。哈雯德對我說，她在清晨五點鐘被呻吟聲喚醒。她躺在房間裡的摺疊床上叫我母親，但母親並沒有回應。她原本要起床檢查母親的狀況，結果母親深呼吸三次之後，就沒有聲音了。她以為母親再度睡著，但等到早上她想要叫醒母親時，母親卻沒有反應。母親已沒有呼吸了，皮膚蒼白且冰冷。哈雯德說：「她已經去世了，先生。」然後我聽到父親大喊說，救護車已經停在外面。

我前一晚才去探望過母親。她行走時比平常更艱難，當時她從跑步機慢慢走下來，因為父親依然要求她每天在有人監督的情況下，用跑步機鍛鍊行走兩次。我問她感覺如何，她承認自己的胸口左側感到某種輕微壓力，我當時認為是近期跌倒的緣故。如今，我卡在一輛校車後面，因為無法提高車速而感到抓狂，此時我才意識到母親的胸痛或許是冠狀動脈心絞痛，而母親可能是在睡夢中死於心臟病發作。看來她的心臟給了她的腦不願意給的解脫。

我抵達父母家時，車道上完全沒有車。我跑到前門，卻發現已經上鎖。我瘋狂按門鈴，但無人應門。我打給哥哥時，他跟我說，救護員已將母親送往幾英里外的普萊恩維尤醫院急診室。拉吉夫及時趕上，阻止他們在救護車上為母親插管。救護員堅持要插管（母親的不施行心肺復甦術意願書，放在哥哥家中的保險箱），但哥哥態度堅決，甚至出示他的醫院工作證。他不願意讓救護員侵擾母親。哥哥告訴救護員，母親明顯已經過世。

我到急診室之後，有人帶我去一處圍起隔簾的空間，拉吉夫、哈雯德和父親都坐在那裡陪伴母親。她躺在輪床上，一條紫色薄毯蓋住她。她擦了紅色指甲油，額頭上依然妝點一枚鮮紅色眉心飾記，表示她的已婚身分。父親的臉顯得浮腫，他坐在輪床旁的凳子上，雙臂搭在母親身體上，頭靠在母親手臂上。他碰碰母親的手，又按揉母親的腳。他要拉吉夫拍下他倆在一起的最後一張照片「當作紀念」，但哥哥自己也情緒崩潰，不願意拍照，於是我來為他們拍照。父母的手緊緊交握在一起，母親臉色慘白，兩人之間放著一個紅色衛生紙盒。她的嘴巴張開。父親問我，他們是否會為了葬禮而闔上她的嘴巴。他說：「她真是漂亮。」然後崩潰痛哭。

接下來幾天既潮溼又陰沉，我們有許多事需要處理：通知親友、接待訪客、安排葬禮和火化，因此幾乎沒有時間感到哀傷。但處理好這些事務之後，我就感到悲痛萬分。這種情緒會不時逐漸消退，然後再度降臨。

兩年前，在一位朋友的母親葬禮上，有個同事跟我說：「除非你父母過世，否則你永遠不會真正長大。」現在我終於理解他的意思。他的意思是，父母健在時，總是有人會把你當孩子看待。小時候，母親曾告訴我一個印度教神話故事：有人許諾一名男子，如果他淹死自己的母親，就能得到無限財富。他在河邊開始將母親沉入冰冷的河水時，她卻殷殷囑咐：「兒子，不要碰水！你會感冒的。」

葬禮當天一直下雨。我們選的殯儀館是長島唯二設有火化室的殯儀館之一，位於希克斯維爾鎮以東約二十英里的小鎮朗康科馬，占地面積不大，對街是一間購物中心。當天早晨父親和我抵達時，細雨不斷落在我的擋風玻璃上。樹上籠罩著棉花般的霧。父親在我們下車前說：「這種日子終於到來。」

母親的棺木放在堂中，周圍擺滿在乳白色光線下閃爍的白色花束。她的身上穿著她最喜歡的絲質沙麗克米茲。靈柩內有一條毛毯，正是她哭泣那晚，我在客房找到的其中一條。三個月前的那天，父親曾說：「這一切都會拋下。」現在他的話成真了。

讓罹患腦部疾病的雙親住在一起、並互相忍耐，這種悲劇性的荒謬情景，終於迎來結局。父親的病在於心智，母親的病在於肉體，兩人的病互補且對立，但就像他們本身一樣，最終都來自相同根源。

葬禮持續大約四十分鐘。印度教教士引導哥哥和我（在我們的堅持下也加上妹妹，儘管這種做法不符合傳統），複誦梵文禱詞，並將米、水和其他物品丟進火中，讓母親前往來世的路上豐足無虞。現場只能站著，因為許多朋友從全國各地（特別是從法戈市）趕來弔唁。父親以平淡消極的態度招呼他們，但有時又出現近乎雀躍的情緒。在這種時候，我就會思考他受損的腦，是否已經剝奪他正常哀悼的能力。我記得那天最痛苦的是拉他到一旁，要求他表現出悲傷情緒，並責備他應該為母親過世這件事，給予適當尊重。

葬禮結束後，拉吉夫、我、妹夫維尼、拉吉夫的妻舅高坦姆，擔任扶靈者，將這具亮漆木質棺材，抬到白瓦主樓後方的火化室。我們將棺材放在起重臺架上。隨著教士大聲誦念，火化爐的鋼門逐漸打開。我可以看到火化爐內的藍色火焰，舔拭著金屬爐架。殯儀館人員從臺架上吊起棺材。正在哭泣的父親看著他們走到火化爐旁，沒有再進行任何儀式，就將棺材放進火中。

然而，當他們開始關閉爐門時，父親卻突然在哀痛驅使之下，衝向火化爐。震驚的人群不得不將他往後拉，才沒有讓他爬進火中與母親待在一起。

第二部
疤痕

八、你們想把他關在病房，就像他母親那樣？

母親的骨灰放在父母家的衣櫥裡，幾乎兩個月之久。我們無法決定是將骨灰灑進印度恆河岸赫里德瓦爾的聖水，還是灑進長島沿岸的大西洋。最後，我們選擇不要長途跋涉。

於是，拉吉夫在希克斯維爾鎮西南方約十英里的自由港，預訂一艘汽艇。我們在陣亡將士紀念日剛過不久的一個晴朗早晨出發，將母親的骨灰灑進海中。印度教教士在船上打開行李箱，準備我們需要的物品，包括香、棉球、骨灰甕和一些食物。父親穿著褐色長褲和黃色襯衫，木然看著教士的動作。他對宗教從來都不是特別虔誠，而我希望：對他來說，經過艱難的兩個月和最後這場儀式，母親過世帶來的衝擊能夠終結在此。

在過去兩個月，他對母親過世的反應已經改變，變得更機械化。他會說「她是個好女人」、「這是很大的損失」，彷彿那次創傷的記憶已經替代為那段記憶的記憶，而這些記憶本身也正在消逝。這一年多來，他對自己人生的記憶逐漸變得籠統，並與時間和地點脫節。他依然記得特定事實，例如母親怕狗，但他已經忘記讓他知道這些事的具體事件。

隨著人類老化，這種從具體記憶轉為籠統記憶的狀況十分典型，原因就是海馬體的正常變化。正如莫萊森的病例所示，具體記憶的形成和維護都需要海馬體。舉例來說，老人即使不記得特定日期和地點發生的具體經驗，但他們可能記得小時候常去露營。罹患阿茲海默症時，海馬體經常是最先受損的部位，這種從具體轉為籠統的過程也往往變得更加明顯。最後，隨著疾病擴散到大腦皮質，籠統記憶也會消失。

教士首先將長長的紅線，蓋在拉吉夫和我的頭上。他在我們的眉毛上塗抹紅色香膏。接著，他點燃線香和泡過油的棉球。拉吉夫和我用麵粉、水、牛奶，做了十六個約有甜甜圈孔大小的麵團，將它們放在金屬盤上，盤中還有橡實、米粒、各種種子和其他物品，包括來自赫里德瓦爾的聖水，據說這些物品能讓母親在最終旅程途中豐足無虞。

隨著這艘船破浪前行，我的胃也不停翻攪。我必須讓腰靠著教士的桌子，才不會摔倒。教士扭開骨灰甕的蓋子，我們將聖水灑在裝著母親骨灰的塑膠袋上。接著，我們打開塑膠袋，倒入更多水和一些牛奶，以及金屬盤上的物品。然後，我們將塑膠袋的內容物都倒進一個白色柳條籃。骨灰呈炭灰色——真難相信這就是母親身體留下的一切。

我們也把那個空塑膠袋放進籃子，然後等待時機到來。

船慢慢停下來。身為長子，拉吉夫獲得灑骨灰的權利，但反正我也沒辦法做這事，那時我暈船得很嚴重。教士誦念禱詞時，他的光禿頭頂在暑熱中閃閃發光，拉吉夫將裝著母親骨灰的柳條籃，掛在一根長竿末端的金屬鉤上。然後，除了教士口中吐出的梵文音節之外，沒有進行任何儀式或說任何話，拉吉夫靠在船邊，將籃子沉入水中。籃中有一個金屬砝碼幫助它下沉。

父親坐在欄杆旁的長椅上，在陽光下瞇眼看著柳條籃下沉，籃中的內容物在發綠的水中爆開，變成一團混濁的雲。教士要我們雙手合十禱告。當他激動誦念時，沒人開口說話。等到他結束誦念，一名船員用繩索取回籃子，將它拉回甲板上。船開始調頭返回岸邊。

父親搭我的車回家。我們都很疲倦，我的胃才剛開始覺得舒服一點。我播放貝多芬的第八號鋼琴奏鳴曲《悲愴奏鳴曲》，然後望向父親。他一邊靜靜盯著前方、一邊聽音樂。我降下車窗，一陣熱風吹過我們。有一段時間，他都不發一語；我們身邊只有過往車輛的尖嘯和鳴笛聲，然後他說：「我們共度了一生，我一直在思念她。」

他幾乎等同於隱形

我帶父親去參加我任職醫院所組織的喪慟團體，但他參加兩次之後就不再去了。他告訴我，他和其他參與者幾乎沒有共通點。不過我認為，真正的原因是他沒興趣繼續過自己的生活，哪怕是邁出最小的一步也不願意。對他而言，在結縭將近五十一年的忠貞伴侶過世之後「向前看」、重新開始、改造自己，明顯是美國人的觀念。過去一年半裡不斷受到他批評和威嚇才順從的那個女人，如今卻提升到神話般的地位。他的記憶（姑且這麼稱呼吧）忽略最近幾年她逐漸衰弱的事實，只保留更久遠也更快樂的回憶，當時母親還是從前那個耐心謙虛、永遠陪伴他的女人。

事實證明，父親的這些記憶與我自己對母親的記憶，相去不遠。她的照片放在家中的每張桌子和每面牆上。不論父親去哪裡，母親的照片都會出現在他面前，所以他看電視、或興致缺缺挑揀哈雯德準備的食物時，都可以凝視母親的笑臉。哈雯德原本是母親的看護，她同意暫時留下來照顧父親，但她準備的餐食無法吸引父親吃下去。

那年春天十分漫長。在母親過世之後伸出援手的親友，大多不再聯絡了，有一部分原因是父親從來都不是特別擅長社交。他因為妻子的和藹可親而獲益，但他本身對於培養友誼或修正過錯，卻沒有多少貢獻。母親過世之後，他似乎也死去了，至少在親友看來是如此。

父親缺乏社交禮儀，這對他的人際關係毫無幫助。他總是用錯誤的方法做事：夜間修剪草坪而吵醒鄰居；在輕鬆隨興的社交聚會上提起爭議性話題，例如喀什米爾獨立運動。我們還小的時候，他常用吉列刮鬍刀修剪我們的指甲，同時大力扭轉我們的手指。只要能夠剪掉指甲，父親根本不在乎我們抗議得多激烈。這種行為可以大致反映出他的性格：富有紀律、不感情用事、完全專注手上的工作。

母親從前常常親暱稱呼他 pootha，意思是難相處的傢伙，但她去世以後，其他人並沒有這麼寬宏大量。身為鰥夫，父親發現自己大多數時候都是形單影隻。他會看印度電視節目、短距離散步，而且經常打盹。我每週會帶他出去吃午餐或晚餐一次，而且幾乎每個月會帶他參與一次我小孩的學校活動。可是，因為母親不再陪伴他左右，這些外出活動也不再有很大的吸引力。有時他的腦中似乎根本沒意識到這些活動。我記得那年五月的某個晚上，大約是母親葬禮結束的六週後，我帶父親參加琵雅的春季音樂會。音樂會結束後，我們回到家，上樓去他的臥室時，他攔住我，問我琵雅的音樂會是什麼時候舉行，他很期待參加。

遺憾的是，在生物倫理學家波斯特（Stephen Post）等人所謂的超認知世界中，父親的認知障礙愈來愈嚴重。在這個充斥大量資訊的世界，我們將智力和理性視為優先關注的重要美德。如果你沒有這些美德，就會遭到邊緣化。如果你無法跟上或加入這場永無止盡的對話，就會成為隱形人。波斯特在《阿茲海默症的倫理挑戰》中寫道：「我們所處的文化是理性主義和資本主義的產物，所以心智清晰度和經濟生產力決定人生的價值。」

作家肯特・羅素（Kent Russell）曾寫道：「世界旋轉得愈來愈快，直到原本屬於其中一份子的人脫離，就像離心機內的沉渣一樣。」隨著父親的腦部日益退化，上述文字就是他遭遇的狀況。他無法維繫友誼、遵守社交暗示，或透過共同經歷的過去，來建立連結，於是對於外界而言，他幾乎等同於隱形。

正如我們之前提過的，英國社會心理學家基特伍德曾討論「惡性」社會環境。這種環境會透過內隱訊息或外顯忽視，來貶低障礙人士的人格。惡性社會環境常見於普遍宣揚獨立和個人主義的西方文化，但也存在於看似更尊敬長者的其他文化。以某些非洲國家為例，他們會將失智症歸咎於巫術，失智症病人也可能遭到排斥或迫害。哥倫比亞將失智症稱為 La Bobera，意思是「痴呆」，他們往往認為病因是預兆或其他迷信的原因。

中國將阿茲海默症大略翻譯為「老年痴呆」或「腦部退化」症。失智症病人在這樣的世界生存，就代表過著受人指責的生活。

「心理社會儲備」很重要

令人悲傷的是，失智症病人經常面臨的社交孤立，與認知功能加速衰退有關。母親過世的幾個月後，我讀到一篇二〇〇七年發表於《普通精神病學檔案》的論文〈阿茲海默症的孤獨與風險〉，這篇論文從芝加哥及周邊地區的教會、社會服務機構、老人福利機構，招募八百二十三名起初未罹患失智症的人，進行研究。為了評估孤獨程度，研究人員要求參與者填寫列有五題的問卷，回答是否同意問卷陳述，例如「我想念有人在身邊」、「我經常覺得遭到拋棄」、「我想念擁有非常要好的朋友」。

參與者也接受其他方面的評估：與社交網路互動的頻率、從事運動或參加認知刺激活動（例如閱讀）的頻率、說自己感到悲傷或憂鬱的頻率。他們的認知功能由訓練有素的精神科醫師定期評估。過世的參與者會接受屍體剖檢，以評估腦部受損程度，包括中風、類澱粉蛋白斑塊、τ蛋白纏結。

研究人員發現，在七十六名罹患阿茲海默症的受試者中，即使認知活動和體能活動大致相同，但最孤獨的人罹患此病的風險，依然比擁有最多社會支持的人高出一倍。這種關聯不受種族、收入、失能程度或血管風險因子是否存在所影響。研究人員得出結論：神經病變不是臨床阿茲海默症的唯一誘因。

當然，這項研究存在限制，包括參與者主要是白人，而且觀察時間平均只有三年。儘管如此，研究結論仍不可忽視：社交活動頻率增加，與失智症風險降低有關。

屍體剖檢研究跟上述研究結果一致，同樣顯示腦部損傷（亦即斑塊和纏結量）與臨床失智症程度的相關性，並未如原本預期般那麼高。腦部僅有少量損傷的病人，往往有與神經障礙不成比例的「過度失能」。反之亦然：有大量斑塊和纏結的病人，可能有出奇完好的認知功能。對於這種偏差，常見的解釋為「認知儲備」，包括較高的教育水準、發病前的智力等，但鮮少有人承認「心理社會儲備」（psychosocial reserve）的重要作用，包括人際關係、環境、家庭支持。目前已有研究顯示，心理社會儲備的影響可能與神經病變同樣重要。

父親在母親過世後經歷的孤獨，可說是帶來特別大的傷害。在二〇二〇年一篇發表於《美國醫學會期刊》的論文中，「哈佛腦部老化研究」計畫的研究人員對兩百五十七名沒有認知障礙的男女進行試驗。透過正子斷層造影掃描判定，這些人的腦部都有高密度的 β 類澱粉蛋白斑塊。依據年齡、性別、社經地位、類澱粉蛋白濃度等因素進行調整後，研究人員發現，在其他條件相似的情況下，喪偶的參與者在三年內發生心智衰退的速度是未喪偶者的三倍。此外，基準點類澱粉蛋白斑塊濃度最高的喪偶者，有最顯著的衰退幅度，表示喪偶加上類澱粉蛋白，可能加劇認知障礙的風險。

我們確實早已知道，喪偶和社交孤立狀態下產生的慢性壓力，會對腦部功能造成劇烈損傷。舉例來說，海馬體對壓力荷爾蒙皮質醇特別敏感：高濃度皮質醇可能干擾短期記憶及其轉為長期記憶的程序。目前也有大鼠和人類研究顯示，重複暴露於壓力荷爾蒙會導致海馬體和前額葉皮質（負責控制工作記憶）萎縮及形成疤痕。這種壓力也可能誘使神經發炎，並伴隨斑塊和纏結。

這些研究結果都顯示，父親的社交孤立可能不僅是失智症的後果，也是失智症的成因。連結生物構造和社會心理的路徑是雙向的。心理狀態可能反映腦部損傷，但也可能導致腦部損傷。

遺憾的是，導致父親變得孤立的惡性社會心理也來自他的家庭。我希望我能夠說，我們比外人更有耐心，但我們沒有。父親腦中的蝕刻素描板將他困於永恆的當下，而他的子女則困於永恆的沮喪。我希望我能夠忘記，我們在他發問時責備他的樣子，也希望能夠忘記，我們曾說過「告訴他也沒用，因為他記不住答案」這樣的話。有時我們三兄妹會談論他，彷彿他不在場一樣。「他沒救了」、「他不會記得的」、「他現在像個小孩」——我們會在他面前說這些話，有時甚至是直接對他說。即使事後我們一次又一次後悔，但沒有什麼能阻止我們這麼做。我們明明知道不能只用受損的腦來看待父親。我們知道，卻又很難相信。

總是會出現的悲傷

那年七月的某個早晨，大約是母親過世的三個月後，我們全家在那棟房子裡聚會。蘇妮塔前一週就從明尼亞波里斯飛過來，尋找輔助式生活機構。她說，她想要為父親的長期照護制定計畫。母親的看護哈雯德暫時留下來幫忙，但她能留在這裡多久？她的丈夫患有糖尿病和腎臟病，她的大家族還住在印度。

哈雯德身材矮胖，大多數時候都和善可親。她來到美國工作，這樣才能寄錢回家。就跟許多來自南亞的藍領女性一樣，她選擇長者照護工作，反映出這片地區對照護人力的巨大需求，也反映出她出身的文化，因為印度文化要求照料及尊敬長者。但我妹妹擔心，如果哈雯德最終返回印度，我們該怎麼辦？如果我們找不到合適的幫手，父親該去哪裡生活？她過來就是要解決這些問題。

那天早上，哈雯德在廚房裡做早餐，而我坐在餐桌旁，整理一堆堆父親的舊論文。幾週以來，我一直想要丟掉他積累的無數文件和紀念品，他再也用不上這些東西了。我經常會懷抱苦澀的心情想著，這些東西是母親在整個婚姻生活中必須忍受的負擔。在我看來，這堆雜亂的物品逐漸體現出他遍布疤痕的腦。我覺得我們需要丟棄這些物品，讓父親（和我們）擁有新的開始。

「現在是拉吉夫在付你的帳單，」我舉起一份舊的電話帳單說：「你可以把這個丟掉。」

父親怒吼：「放下來！」他努力想從我手中搶走這張紙。

蘇妮塔意識到我這次不會退讓，於是懇求說：「爸，讓他丟掉吧。」當時已經接近中午，如果哈雯德沒有急忙從廚房出來，催促父親上樓小睡，我們絕對會爆發一場嚴重爭吵。

父親離開之後，我趕忙將垃圾袋裝滿，期盼父親醒來時，會忘記那裡原本有一堆堆東西。在我丟掉的各種紙張中，有舊的銀行對帳單、舊的信用卡帳單、紙本新聞報導，以及發表日期可追溯至一九五〇年代、現在都能在網路上找到的科學文獻影本。從某種意義上來說，丟掉它們令人難過，這一大堆剪報和影印文件曾經是他人生的評判標準。關於曼德拉、甘地、金恩的檔案；關於愛因斯坦、克里克、遺傳學家麥克林托克的檔案；關於廢奴運動領袖道格拉斯和印度詩人泰戈爾的檔案。他們都曾是父親心目中的政治、知識及文化英雄，現在這些檔案很快就從裝垃圾的白色塑膠袋露出一角。我曾計劃在他過世之後再清理他的文件，但如今我開始感覺他已經走了。

我丟完桌上的一部分物品之後，就上樓去父親的書房。他現在已經很少進來這個房間。我依然可以回憶起他伏在書桌上，渾身散發橡膠接合劑的氣味，精心準備用於專題論文的圖片，而母親則懇求他過來吃晚餐。（母親總是說，寫書不會帶來任何好處或巨大成就。）

美耐板的桌上，放著各式各樣的論文影本和顯微鏡照片。在一個檔案櫃裡，我找到更多幾十年前的科威國際不動產報表、父親曾擁有的一處小房產的驅逐通知，以及更多舊文件和舊帳單。我還找到他在一九六九年《印度斯坦時報》上討論生物學未來的文章影本。在一個標為〈回憶〉的資料夾中，我找到可追溯至大約二〇一四年（他退休那年）的筆記，這些他寫給自己的筆記是關於他認識的人，分成〈很久以前退休〉、〈依然住在密西根州的同一間房子〉、〈十一月竊案〉等類別，這些筆記有著愈來愈顫抖的手寫筆跡。聯絡資訊也愈來愈多，一份又一份的影本放在一個又一個的資料夾中，好似他拚命想要記住這些資訊，卻忘記已經保存起來的部分。我把所有冗餘的影本都丟進垃圾桶。

看到他留下的嚴謹紀錄，令我感到驚嘆。他經歷的每段對話，似乎都用手寫筆記給記錄下來，即使是最不重要的對話也包含在內。這裡有關於一九七二年發放他第一張駕照的通信紀錄、他多年來捐錢給印度孤兒院的收據、他最喜歡的名言影本（以及這些影本的影本）、足以填滿圖書館的報紙影本。他似乎對懷孕的小甜甜布蘭妮特別著迷。

這裡也有大量信件。他在科學界的通信大多屬於社交性質，例如與研討會的同仁安排會議，或恭賀同仁擁有的成就（同時不忘提起他自己的成就）。不過，也有許多比較嚴肅的信件，放在紅線資料夾裡，標題為〈剝削外國科學家〉、〈知識奴隸制〉、〈全國有色人種協進會／公平就業機會委員會〉。其中一封信是一九八〇年，由一位印度科學家寄來的，那時我們已經來到美國三年，信中鼓勵父親對抗拒絕給予他終身職位的不公體制：「普雷姆，我們先前已經談過這件事，但我想再重申一次：我們必須奮鬥，為我們的權益大膽奮鬥。有人說懦夫難抱美人歸，這句話也適用於我們的處境。除非我們竭盡全力奮鬥，否則將會一事無成。」

另一封信則是由一位名叫凱西的科學家，寫給母親。父親在柏克萊進行休假年的學術研究時，曾與這位科學家共事。

自從你們兩人來到這個國家之後，儘管你們渴望獲得歸屬感，但你們值得獲得比已經得到的更多東西。美國是我的家，我當然愛這個國家。這是一個龐大且多元的國家，在許多方面既美妙又優秀。我們擁有傑出的《憲法》，由富有遠見、智慧和人性的普通人編撰。儘管如此，偏見和固執、恐懼、貧窮和無知，經常削弱美國的光彩，也剝奪美國的活力及希望。

我很希望（普雷姆的新工作）會造就快樂又多產的未來。希望普雷姆能獲得工作上應得的支持和認可。普雷姆的毅力和決心、驕傲和誠實，都相當傑出。我確信這些特質加上美滿家庭的奉獻和支持，已經賦予他繼續脫穎而出的勇氣。然而今天我見到他時，他似乎情緒低落又悲傷。我不知道這是我們必須向過去告別時，總是會出現的悲傷（不論未來有多光明），還是懊悔遺憾的悲傷。為失去的時間而懊悔，為必須應對那些剝削他、不公正對待他的人而遺憾。自從普雷姆得知，我們以為他絕對能獲得的職位不會兌現之後，我好像再也沒聽到他那開心肆意的笑聲了。希望到了週一，他會變回平常那個樂觀的自己。

這些信令我想起，在我們的成長過程中，父親的職業挫折對於家中氣氛，有多麼大的影響。我們離開印度是為了讓他的學術生涯更進一步，但在美國，他從未獲得他認為應得的成功：他相信，充斥種族歧視的大學終身職位體制，多年來一直剝奪他的權利，這套體制強迫他接受缺乏長期保障的博士後研究員職位，因此他忿忿不平，總是與同事處於衝突狀態。他學會將人生難題當成伊索寓言來處理。他開始習慣將生活中的問題，提煉成有關信念、毅力、工作價值的格言，就像美國黑人教育家布克．華盛頓（Booker T. Washington）一樣。

父親總是說：「最快樂的人不一定擁有最好的一切；他們只是最充分利用了自己身上發生的一切。」或者他會說：「成功的衡量標準與其說是人生中達到的地位，不如說是必須克服的障礙。」或是「工作就是信仰。」或是「溺死人的不是掉入水中，而是留在原處。」或是「我是運氣的虔誠信徒。我發現我愈努力工作，運氣就愈好。」（有時他會胡亂拼接格言，比如他會說：「不要在海中換馬。」）

父親非常相信專注和決心，他自己就是在擔任全職博士後研究員時，在堆滿科學論文和光學顯微鏡照片的後臥室中，寫出第一本教科書。他也相信思想具有可塑性，以及滿足是一種心理狀態。朗費羅激勵人心的詩〈聖奧古斯丁之梯〉，一直掛在父親臥室的牆上。如今在他荒廢的書房內，我也從成堆的物品中發現這首詩，而且有好幾份影本：

偉人達到並維持的高度
並非透過驟然飛行來實現，
而是在同伴熟睡時，徹夜奮力向上。

自傳式記憶

在一個書桌抽屜裡，我發現一些裝在柯達信封裡的舊照片。其中有一張是父母仍是年輕夫妻的黑白照片，或許當時他們新婚不久，在似乎是山間避暑小鎮的田野裡，一起擺姿勢，那裡很有可能是印度北部的喀什米爾。照片中的兩人溫柔接吻。

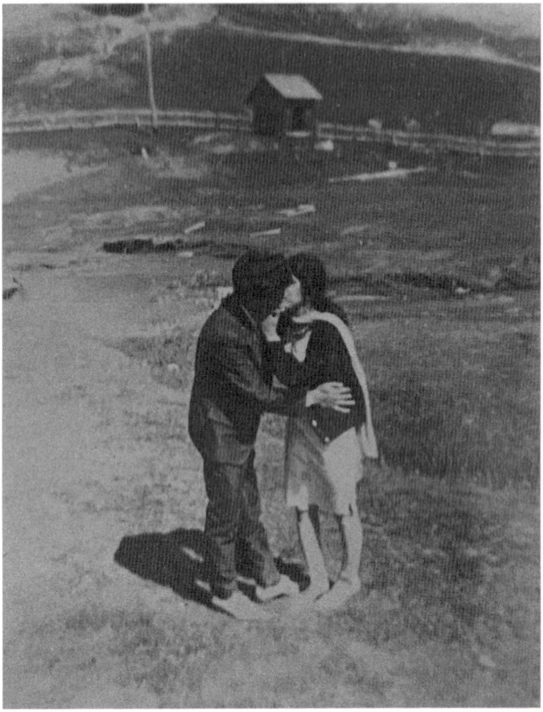

我看到這張照片時，覺得很奇怪，因為我這輩子只看過他們接吻一次。在這張照片中，由於他們站在一個斜坡上，穿著長褲和運動外套的父親看起來非常矮，他彎腰親吻母親的唇。母親則穿著一件沙麗克米茲和一件輕薄的開襟毛衣，模樣就像古早寶萊塢電影中，端莊嫻雅的新娘。他們周遭的景色滿目瘡痍又貧瘠荒涼，除了遠處有一座小穀倉之外，其他地方都沒有任何生命跡象。我一邊盯著這張照片、一邊想：這張照片是誰拍的呢？

另一張照片則是過曝或大概是多年來褪色，拍的是我們幾個小孩在肯塔基州的農莊玩雪。一九七七年一月我們抵達美國後，就搬到那裡居住。哥哥穿著圓領運動衫、褐色外套和球鞋，用很時髦的姿勢站在結冰的車道邊緣。我抓著一顆雪球，從後面靠近他。四歲的妹妹穿著紅色冬季大衣，因我們的舉動而咯咯發笑。母親坐在車道上的汽車裡，副駕駛座的車門開著，她大概是在教訓我們惡作劇。這張照片引起我的懷舊之情，但是它看起來有點奇怪。然後我終於發現了：這張照片是反的。車道應該在另一邊才對吧？

關於那棟房子，我大部分的回憶都是我們度過雪季的生活。那年，肯塔基州的冬天特別寒冷。妹妹跟我睡一間臥室，拉吉夫睡在餐廳裡的摺疊床上，旁邊就是一臺噹啷作響的暖氣。在大多數夜晚，他都一邊用小型電晶體收音機收聽肯塔基大學的籃球賽、一邊打瞌睡。

我們在一張磨損的木桌上用餐，而且只要拉吉夫和我用兩根鉛筆，在這桌子上固定一張臨時的細繩網，就能充當乒乓球桌。每當我們接到從印度久久才打來一次的電話，母親就會開始哭泣，因為她覺得會收到她父母親其中一人過世的消息。這棟房子總是很冷，但我不記得我們抱怨過。我們相信父親的話，他說卡特總統要求國民在夜間，將溫度調節器調降至華氏五十五度（攝氏十三度），來緩解能源危機。

隔年春天，父親在房子後院，犁出一片半英畝的田。他種植萵苣、辣椒、番茄，並將塑膠標牌插在肥沃的土壤中，進行系統化標示。他沿著我們跟鄰居之間的木柵欄，栽種四季豆和黃瓜，這兩種植物在破舊的板條上迅速蔓延，彷彿在努力尋找逃脫的出口。他也種植甜菜和茄子，最後整片庭院被這些植物淹沒，捲鬚也覆蓋剩餘的草地。

我們會在傍晚並肩站在院中，幫植物澆水。我為能跟他一起待在那裡，感到非常自豪，因為他選擇我而不是哥哥。澆水結束後，我會把水管朝向天空，等待冰冷的水珠落在熱汗涔涔的皮膚上，引起一陣顫抖。此時，父親會對我大吼，要我停止這種愚蠢的行為。

我對那年的許多回憶，都與那片後院有關。那裡有一臺割草機，它的引擎在我的大腿上，留下一枚硬幣大小的燒傷。那裡有一間存放鏟子、園藝工具、各種生鏽殘骸的小木棚。而在後院中間，有一棵掛著輪胎鞦韆的大橡樹。我依然能記起，父親坐在那棵樹下的戶外椅，他的手指黏著泥土，冰啤酒杯壁緩緩流下凝結的水珠，而他正在預測那年秋天會有大豐收。

他說對了。母親將蔬菜冷凍起來，我們整個秋冬都在吃這些蔬菜。開學以後，父親每天早上都會陪我走到公車站，就像在新德里時一樣。然後雪季來臨，我們就在草地上打雪仗。

即使那段時光已經是將近五十年前的往事，但我居然還能記得這麼多細節，真是令人不敢置信。我們可以從廚房窗戶看到庭院嗎？那扇窗戶真的掛著多摺邊的白色窗簾嗎？

心理學家認為，「記憶建構」與兩種對立原則之間的張力有關。「關聯性」會努力迫使我們的記憶符合我們經歷的原始事件。這也是我們大多數人對記憶的看法：記憶是過去事件的真實複製。另一方面，「連貫性」原則會改變我們的記憶，使其與我們當下對自己和世界的想法維持一致。透過連貫性，我們的記憶會重建，以支持我們當前的價值觀或信念。這些信念不一定能讓我們看到事物的真正樣貌。

如今我記憶中的廚房窗簾是白色，可能反映出我在四十五年後，回憶全家搬到美國第一年時的懷舊之情。因此，自傳式記憶（autobiographical memory）需要平衡兩股互相衝突的力量，其中一股力量試圖代表真實的過去，另一股力量則想要重建過去，將它變成我們如今需要看到的模樣。

這就是所謂的舒服？

哥哥說：「他讓我上週像在地獄一樣。」那時我坐在餐桌旁，整裡我們的家族舊照片，聞言抬起頭看他。「首先他指控我偷走媽的珠寶，然後他失蹤了。他自己出門去H&Y市場，結果迷路了。哈雯德嚇得要命。然後他從外面鎖住廁所門，所以我必須過來打開它。他沒辦法再次使用電腦，所以我也不得不過來處理。根本是在折磨人。」

我說：「我在想，我們是不是該請他的鄰居，幫忙處理這些問題，並告訴對方，我們會付錢補償所花的時間。」

「桑狄普，爸連你為他做事都不放心，他怎麼會對其他人放心？他只會打給我。老實說，我覺得好累。」

我說：「那就不要讓你自己那麼閒。」我對哥哥典型的炫耀式自怨自艾，感到很煩躁。

「我試過了，」拉吉夫回答：「他一直打給我。我不得不晚上九點半過來這裡，因為他沒辦法查看電子郵件，但是我早就幫他設定過，只要按一下就行，結果他忘記密碼是『拉潔』。然後他不但沒有感謝我，反而責怪我弄壞他的電子郵件帳戶。」

「這個嘛，他不是針對你，」我一邊把紙揉成團、一邊說：「他有失智症嘛。」

哥哥反擊說：「他有失智症，不代表他的行為可以這麼混蛋。」

哈雯德提著一籃剛洗好的衣服，從地下室走上來。她轉身上樓去摺衣服。

「這麼說讓我很難過，但他需要另一種照顧，」妹妹說：「而不是我們透過《印度海外》週報上的廣告，找的某個當地婦女。」

蘇妮塔上週一直在參觀輔助式生活機構。有一間她中意的機構叫做「阿特利亞」，位於格倫科夫市附近。這間機構擁有各式各樣的生活福利設施：單臥室公寓和雙臥室公寓、電影院、遊戲室、附設美容院。護理師全天二十四小時不間斷值班。這間機構也提供家務管理服務和餐食。缺點是費用昂貴，如果要符合妹妹的需求，每個月需要大約九千美元，而且因為父親沒有長期照護保險，所以我們必須自掏腰包。父親有存款和政府退休金，能夠支付大部分費用，但妹妹告訴我們，其餘費用會由我們三人平分。

她說：「我認為這是最好的選擇。」此時我正在查看另一堆紙本文件。「上週我在計算費用時，發覺我沒有把夜間陪伴的人力成本考慮進去，如果哈雯德只想要在白天工作，最後我們一定需要處理這個問題。」她大致計算給我們聽。如果一晚需要一百五十美元，夜間看護的每月費用大約是四千五百美元。我們已經付給哈雯德每天一百三十美元、一週六天的費用，所以如果我們讓她同意每週工作七天，全天二十四小時私人雇用照護的總支出大約是每月八千四百美元，還要加上食物和小費。妹妹做出結論：「所以這筆費用最後會跟輔助式生活機構差不多。如果我有漏掉什麼，你們可以告訴我。」

「我不認為我們需要擔心錢的部分，」拉吉夫說：「爸應該能舒服過完人生的最後階段。」

「這就是所謂的舒服？」我乾巴巴的說：「你們想把他關在病房裡，就像他母親那樣？」

妹妹大喊：「當然不是！但這個……」她揮舞手臂說：「……不是解決辦法。只要哈雯德離開，我們就必須找其他人。然後那個人離開，我們又面臨相同的問題。」

「她說得對，」拉吉夫說：「我們已經遇過四個人只待不到一天。」

「有了輔助式生活機構，我們就不用再擔心有人要離開，」蘇妮塔繼續說：「費用確實比較高，但如果我們果斷行動，我相信我們能說服爸。」她的目光熱切，在房間裡來回掃視。

我脫口說：「他需要印度食物。」

「去他的印度食物！」妹妹回答：「印度食物跟平靜安心，哪個比較重要？你們可以每週帶兩次印度食物給他。」

我拿起剛才裝滿的垃圾袋，走向前門。

「聽著，我再過幾天就要離開了，」蘇妮塔說：「所以我希望這件事能在我走之前解決。我不認為哈雯德會很快辭職，但我們應該決定：如果她辭職，我們要拿爸怎麼辦？而且如果他的記性愈來愈差，我們該怎麼辦？制定計畫又沒什麼壞處。」

我打開前門。那天非常炎熱，幾面慶祝獨立日的美國國旗依然在外飄揚，但空氣混濁凝滯，幾乎完全沒有風。我將垃圾袋拖出路緣，成堆丟進人行道邊緣的一塊草地。接著，我從短褲口袋拿出阿特利亞輔助式生活機構的廣告小冊和機構主任的名片，將它們插進其中一個垃圾袋。

我坐進車裡。這個早上很漫長，我改天再來清理剩餘的部分。

九、她告訴我，她願意免費工作

那年秋天，我前往荷蘭參加一場書籍座談會，期間我去參觀一間安養院，那裡位於阿姆斯特丹東南方約十英里的韋斯普小鎮。這間稱為「侯格威村」的安養院在二〇〇九年開幕時，率先採用一種完全創新的失智症照護模式。這裡打造成一座失智村，裡面容納約一百五十名住民，他們大多罹患晚期失智症，需要全天候照顧。而在這裡，住民可以在院內建築和戶外空間自由活動，但仍然需要攝影機和照服員（照顧服務員）時刻監督。過去十年內，同類型機構已經在法國、加拿大、美國紛紛湧現。儘管我預期父親不會很快就搬進安養院，但我仍希望深入瞭解新型輔助式生活機構能提供的服務。

我從韋斯普火車站步行約一英里，穿越冷清的小鎮，經過實用主義風格的公寓建築群和豪華古宅，運河邊還有好幾座碼頭。這是寒冷又孤寂的一天。有一名男子在他的花園裡靜靜工作，而我唯一聽到的人聲是幼稚園裡的兒童玩耍發出的聲音。

里歐在安養院門口迎接我，他是侯格威村的創辦人之一，目前擔任資深顧問。他是一位相貌英俊、態度誠懇的五十多歲男子，穿著一套灰色商務西裝，看起來衣冠楚楚。他帶我迅速參觀整座村莊——走過主街、穿過大庭院（所謂的「小鎮廣場」）、經過噴泉，然後進入一間室內商場。我們在商場內的咖啡廳坐下來聊天，音響正在播放輕柔的爵士樂。里歐為自己點一杯氣泡水，又為我點一杯健怡可樂。我從窗戶向外望著幾乎都空蕩蕩的人行道時，他說：「每天都不一樣。昨天大家都在到處閒逛。今天很冷，大家都待在室內。」

他告訴我，村莊的住民居住在二十三間獨立屋舍，每六至七人組成一個「家庭」，每個家庭都由一位訓練有素的照服員負責。他說：「我們希望建立家庭結構，因為這是人類想要的生活方式，也就是身邊圍繞一些擁有相似興趣和思維方式的人。」里歐和其他共同創辦人捫心自問：如果自己的父母罹患失智症又需要長期照護，他們會希望父母獲得什麼樣的照顧？他們想出的答案是類似家庭的結構，讓父母可以跟思維相近的同伴建立友誼。「這裡的屋舍是一套住民能夠認得的系統，」里歐告訴我：「不像失智症病房，病人只能坐在同一張椅子上好幾個小時。」

我不禁想起法戈市的以琳復健與照護中心，我的祖母瑪雅（我都稱她「瑪塔吉」）在那裡的病房度過生命的最後兩年，於一九九四年過世。四十五歲守寡的瑪塔吉是一位意志堅定且習慣當家作主（還有掌控媳婦）的女性，但她喪失正常心智之後就不同了。我們從前常去一樓的失智症病房探望她，那裡成為她度過人生最終階段的地方。她會佝僂著身體，坐在圍成圈的其中一張輪椅裡，頭上包著白色薄圍巾，在半清醒狀態下，一邊喃喃誦念禱詞、一邊用細長瘦弱的手指撥動念珠。

我討厭那個地方：瓷磚地板、令人作嘔的消毒劑氣味、住院病人被迫吃下含藥布丁的哭喊。那裡的一切都充滿羞辱和絕望的氣息。不過，我父母每天都會去探望，為瑪塔吉和其他不幸的住民送水果，並給予他們帶有一點高高在上態度的鼓勵。在父母從小接受的印度文化中，老人非常受尊敬（或者至少不會被關在失智症病房），因此父母喜歡陪伴長者。但瑪塔吉在生命中最後兩年卻待在安養院，父親似乎總是忽視這個悲傷的諷刺事實。

里歐告訴我，他曾是一間安養院的設施經理，後來侯格威村基本上就在同一片四英畝的土地上建造起來（原本的安養院當時已經拆除）。儘管這間新型安養院擁有高級的生活福利設施，但運作預算大致跟荷蘭的任何一間傳統安養院相同：每人每月約六千歐元，其中大多由荷蘭政府補助。

我問：「每位病人六千歐元？」里歐糾正我：「是每位住民。」不過他強調，侯格威村和傳統安養院的支出項目不同。他說：「以同樣的錢來看，我們提供的服務可能遠遠更多。」

侯格威村安置住民之前，會與住民及家屬面談，瞭解他們的生活方式、習慣和價值觀、對未來生活的期許。「我們希望知道住民的背景和偏好的生活型態，」里歐一邊說一邊上下比劃著代表平衡的手勢，「荷蘭食物還是國際料理？當地新聞還是全球新聞？我們提供各種選擇。」

懷舊療法

侯格威村提倡一種稱為懷舊療法（reminiscence therapy）的失智症照護模式，這種療法試圖重建住民開始失去記憶之前熟悉的日常生活。他們的理念是改造村中屋舍的環境和氣氛，藉此反映出住民年輕時習慣的生活型態。自傳式記憶的普遍特性之一是「回憶高峰」，也就是保留十歲至三十歲之間發生的事件回憶，這段時間通常是人生最精采的時期。我們往往會記得這段時期的重大事件，例如求學、開始獨立生活、婚姻，即使是失智症病人也不例外。這些回憶及其發生的環境，可用於維繫身分認同感。

侯格威村的屋舍原本提供七種生活型態，但現在只有四種，價格全都一樣。在「上層中產階級」屋舍，住民通常是上層階級或富裕人士，舉止比較講究，而且往往晚睡晚起。這裡經常播放古典音樂，菜色也偏法式料理，而非傳統荷蘭食物。相對來說，「都會」屋舍播放的音樂更偏向當代風格，牆壁可能漆成花俏的粉紅色，住民通常喜歡啤酒甚於葡萄酒。「匠人」生活型態的屋舍住民以前可能曾是勞工，或是在小型家庭企業或農場工作，他們往往比較早起，就像從前在農田工作時一樣。屋舍裝潢樸素，住民通常聽民俗音樂，餐食則是傳統菜色，包含大量馬鈴薯，但不會太有異國風味。「文化」生活型態的屋舍適合從前喜愛旅遊的住民，以及曾經或現在依然對藝術及音樂很感興趣的住民。

白天時，住民可以在大約兩百五十名照服員的監督下，到任何街區四處漫步，照服員會負責經營超市和美容院、照料花園等工作。住民可以出門去酒吧喝杯啤酒，也可以坐在池塘邊的長椅上觀察鴨子或行人。如果他們迷路，身邊一定有人會幫助他們回家。（這間機構只有一個門能夠進出。）里歐跟我說，創辦人相信大家會願意用一定程度的安全交換自由，這是長者照護中不得不的權衡取捨。「有人說：『要是他們跨越欄杆，掉進噴泉怎麼辦？』」他嗤笑著說：「這個嘛，失智症病人不是笨蛋，他們不會跨越圍欄、跳進池塘的。」

儘管住民有時會參加特別一日遊，前往購物商場或附近城鎮，但平常一天大多數時間的重心都是準備晚餐及吃晚餐。住民可以與屋舍照服員一起前往超市選購食材。他們也可以幫忙準備餐食，例如攪拌醬汁、切蔬菜等，只要他們想做而且能做就行。或者他們可以放鬆坐著，享受餐食準備時散發的香氣，就跟在正常家庭一樣。照服員都擁有至少三年的失智症與老年病人專業照護訓練，他們盡可能讓住民持續參與活動，同時依然進行一般家庭的事務。

我們交談時，我注意到一位身穿灰色長褲和深灰色外套的老婦人，獨自坐在附近的桌子旁。里歐告訴我，老婦人原本來自塞內加爾，自從同樣住在侯格威村的丈夫最近去世後，就一直獨自來這間咖啡廳。我們要離開時，在她的桌旁停下來打招呼。里歐鼓勵我說：「去問她幾個問題吧。」

這位婦人有一頭蓬亂的灰髮，看起來就像蒲公英。我問她住在侯格威村多久了，但里歐立即打斷我。他語帶責備說：「這個問題可能很難回答，時間是很難判斷的。」他反而用開放式問題詢問她過得如何。她的回答東拉西扯，跟我們敘述一個關於雞的故事（我認為是這樣），或許是她小時候住在西非時一起生活的雞。里歐耐心傾聽，頻繁點頭。我們離開後，我問他那位老婦人在說什麼。他回答：「我不知道。」

我們又去散步。當時是傍晚，空氣十分寒冷。我們經過讀書會，然後迅速鑽進莫札特室，裡面擺放鍍金鏡子、古典家具及樂器。侯格威村的生活福利設施非常優秀，但我很好奇，住民是否能夠體會到這間機構努力建立（或者該說重新建立）的生活。里歐和其他人員擁護的照護模式，難道不會遭到他們努力處置的疾病所破壞嗎？我那天去參觀之前，曾在網路上讀到投訴：侯格威村的生活福利設施往往離住民屋舍很遠（就跟一般村莊的情況類似），無法走路的住民大都難以抵達這些設施。如果情況屬實，這間機構是不是有點像是「波坦金村莊」，主要目的是照服員或來訪親友的利益，而不是受託照護的住民的利益呢？

不出所料，我的問題讓里歐感到不快。他送我到出口時，說：「這裡沒有造假。」他堅稱，住民在力所能及的情況下，確實會參與村中活動。當然，有些住民無法離開屋舍，但他們本來就可能很快過世。

然而，我繼續問：那些細心布置的屋舍呢？塑造出園丁形象的照服員呢？這一切不就像是電影《楚門的世界》一樣布置好的舞臺，目的是讓住民相信某種不真實的東西嗎？他們以為自己在家，但其實他們離家很遠，再也回不去了。

「這不是說謊，」里歐回答：「這稱為治療性欺騙。侯格威村就是用這種方式應對失智症。」

他繼續說：「如果有病人問她女兒在哪裡，而你知道她女兒沒有來，你會說：『她再過幾小時就會來。』」他解釋，順應住民的看法比不斷嘗試扭轉對方的觀念更好。如果住民想要回家，而你知道不可能，那麼讓對方分心是比較好的做法，即使這會讓他在「公車站」前等到疲憊，然後忘記自己在等什麼。

里歐說：「這麼做是出於人道主義。」語氣就像跟小孩說耶誕老人真的存在一樣。他反問：「這是說謊嗎？當然不是。」他提到當時的美國總統，「川普生活在自己的現實中，我們必須逐漸接受這個事實。為什麼我們不能用同樣的耐心和通融，來對待失智症病人呢？」

等到我回到阿姆斯特丹的中央車站，時間已經很晚，我也疲憊不堪。我在一間大麻店停下來，抽了一根大麻菸捲，然後走回飯店。那天晚上的河道閃閃發光。一年一度的冬季燈光節正舉行，精巧的裝飾照亮運河。我在迷宮般的鵝卵石街道上閒晃時迷路了。這些街道彎彎曲曲，以奇怪的角度交會。儘管我努力嘗試，但我依然不知道它們如何連接，也不知道我剛才身在何處。轉過一個彎，我就發現自己走到我在地圖上根本沒想過會抵達的地方，我也想不通推論過程中到底哪裡發生失誤。即使我當時處於定向障礙的狀態，也依然覺得這件事很諷刺——我在街頭攔下陌生人請求協助，然後我請他們再說一次，結果忘記他們說了什麼，於是又攔下其他人。

將近一小時之後，我才終於回到飯店。不過，一路上的燈光、繪畫、玻璃雕像都非常美麗。

治療性欺騙

幾年前，英國阿茲海默症學會針對「治療性欺騙」（也有人稱為「驗證療法」）發表以下聲明：「我們難以理解，系統性欺騙失智症病人的做法，應如何納入充滿真誠信任、傾聽對方聲音及促進對方權益的關係中。」我們兄妹三人也經常為這個議題發生爭執。哥哥和妹妹比我更講求實際效果，願意毫無保留使用欺騙的辦法，來幫助父親（和他們自己）度過父親一次又一次充滿怨恨的心情。他們會跟父親說他想聽的話。對他們而言，如果說實話會讓父親生氣，那就不值得為此耗時費力。

可是，我反對這種做法。我認為，即使父親處於心智衰弱的狀態，我們也必須以真相和信任為基礎，才能與他維繫健全的關係。就算是出於善意的小謊言，也會毀掉我們與他僅剩的微弱連結。當然，我瞭解哥哥和妹妹的動機。母親過世後，照顧父親的最大問題並不是他記憶喪失或是重複問相同問題，反而是他的行為：發脾氣、言語暴力，有時甚至是暴力行為。正如我們之前提過的，人類腦中負責處理情緒的杏仁體，與海馬體的距離只有幾毫米。一個部位的疾病會迅速傳到另一個部位，所以健忘經常與情緒爆發同時存在，而且情緒爆發和使其觸發的事件並不成比例。謊言和欺騙就是度過這種緊張時刻的捷徑。既然父親難以辨別真假或記得曾經說的話，謊言又代表什麼呢？

不過我依然相信，說謊應付父親是很糟糕的策略，在道德和實際層面上都是如此。他已經出現偏執妄想的症狀，他會指責我們沒有對他坦誠，他相信拉吉夫在偷他的錢。如果他發現我們說謊，我們的謊言只會加深他的不信任。更重要的是，謊言會傷害他的自尊（和我們的自尊）。這些謊言會使他成為不再值得重視的人。我認為，對父親說實話是一種尊重的表現，即使這麼做會讓他痛苦或生氣。說實話代表我們依然將他視為我們世界的一份子。

我的想法不僅來自身為醫師的觀點，也來自身為兒子的觀點。在醫學界，從前的醫師經常欺騙病人。我們習慣隱瞞壞消息，例如疾病末期的診斷結果。這種醫療父權主義曾經在醫學界受到廣泛接納。十九世紀中葉，美國醫學會的倫理守則表示，醫師擁有一項「神聖天職」，必須「避免所有可能使病人灰心和精神憂鬱的事物」。然而，時代已經不同了。如今醫學倫理的主流口號是病人自主權。現在的病人有權主導自己的照護，因此他們必須獲得完整資訊。身為醫師，我們治療疾病時不再是為病人「提供照護」，反而是與病人進行「共同照護」。

諷刺的是，在幾十年前，儘管當時醫師依然仰賴醫療父權主義，來合理化他們欺騙一般病人的行為，但在失智症的照護方面，說謊卻是令人大皺眉頭的做法。「現實導向」反而是主流療法，醫師會強迫失智症病人面對殘酷的現實，甚至不顧他們處於極度痛苦之中，例如某個親友已經過世，或是病人正住在安養機構且永遠無法回家。

一九九〇年代，英國女性佩妮．嘉納（Penny Garner）的母親桃樂絲罹患失智症，她開始提倡一種新療法。這就是驗證療法的起源。這種療法鼓勵照護者順應病人的思緒流動，不論病人的想法多麼錯誤、荒誕或與現實衝突。嘉納的女婿奧利佛．詹姆斯（Oliver James）在《滿足失智症》一書中，描述嘉納的技巧：「她對桃樂絲所說的一切都表示贊同，只要採用這種簡單到荒唐的策略，就能帶來魔法般的效果，否則就會引發災難。」嘉納建議照護者：不要向病人灌輸他們尚未抱有的虛構想像，但也不要反駁讓病人安心的妄想。

在我自己的行醫生涯中，我曾見過即使是立意良善的醫療父權主義，都可能造成傷害。病醫關係的基礎是信任，而醫療父權主義式干涉不僅破壞這種關係，也會消磨病人對醫師的信心。舉例來說，已有研究顯示，受過醫師欺騙的病人曾有強烈沮喪、甚至自殺念頭的案例報告，即使欺騙出於善意也一樣。身為醫師、兒子或照護者，我們有什麼資格決定他人可以接受哪些真相呢？

治療的意義到底是什麼？

然而，說實話可能是一把雙刃劍。實話可能和其他道德準則（例如兒子為逐漸衰弱的父親提供最佳照護的義務）存在緊張關係。我發覺，個人道德可能與照護工作的實際狀況產生衝突。

大約在我去參觀侯格威村一年後，我在某個週六早上醒來時，看到一連串訊息。

蘇妮塔：「爸又要把哈雯德趕出去了。哈雯德正在打給她的朋友，準備離開。」

拉吉夫：「怎麼回事？」

蘇妮塔：「爸說哈雯德什麼工作也沒做，每天就能得到一百三十美元的薪水。哈雯德正在哭。我現在正在跟她講電話。」

拉吉夫：「我在開會。我現在沒辦法處理這件事。」

蘇妮塔：「爸在外面咒罵，鄰居都聽到了。爸說要讓她走，他不需要她。哈雯德昨天告訴我，如果她找到另一份工作，她就要離開。她再也不能在這種環境下工作了。桑狄普，為什麼你要告訴爸，我們付錢給哈雯德？」

我：「那是他的錢。如果你跟他說哈雯德是免費工作，他才不會相信，或是會覺得愧疚，最後還是會付錢給她。最好的做法就是跟他說實話，說哈雯德因為所做的工作而獲得報酬。」

拉吉夫：「你不懂。每次他必須給哈雯德支票時，都會跟她吵架。」

我：「那哈雯德應該離開幾天。等到他發覺自己有多需要哈雯德，就會停止這麼做了。」（我在寫這句話時，連我都不確定自己是否相信。）

拉吉夫：「相信我，這不能解決問題。他不會記得。他會再犯的。」

我：「如果他再犯，那哈雯德就再次離開。」

蘇妮塔：「那位可憐的女士正在哭，桑狄普。抱歉，我通常會聽你的話，但這次不行。從現在起，我們要跟爸說她是免費工作。拉吉夫可以從爸的帳戶付錢給她。」

我：「這種煤氣燈效應的說法根本是胡扯。這會讓他覺得很困惑，他會覺得自己發瘋了。他知道沒有人會免費工作。我們應該直接跟他說哈雯德有拿錢工作！」

拉吉夫（幾分鐘後）：「我剛跟爸講完電話。他跟我說他從來沒雇用哈雯德，也從來沒付她錢。你要怎麼回答？」

我：「聽著，我不會對他說謊。他有資格知道我們怎麼用他的錢。如果哈雯德必須離開，那就這樣吧。他依然是我們的父親。他知道的比你以為的更多。」

拉吉夫：「你錯了。你還在用老方法思考。他連用手機都辦不到。」

我：「不，你錯了。他會記得自己沒有她幫忙的感覺，然後學會不再亂來。」

拉吉夫：「這不會有用的。他不會記得！」

我：「那你的辦法就很有用嗎？」

我從床上爬起來，走去廁所。我上週一直在待命，現在腦袋依然覺得有點迷糊。我在鏡子前揉眼睛，讓自己變得清醒。幾分鐘後，我聽到手機又響起通知聲。

拉吉夫：「我剛跟古普塔講完電話。他要我提高帝拔癲（Depakote）的劑量。」

精神科醫師古普塔（Adarsh Gupta）是拉吉夫的朋友，自從母親過世之後，我們開始帶父親去他那裡就診，以控制父親的行為。他是一位和善可親、有著大白牙和濃密眉毛的男子。我們敘述父親最近大發脾氣或偏執妄想愈來愈嚴重時，他都會耐心傾聽。過去兩年來，他開始讓父親視需要每天服用情緒穩定劑樂命達（Lamictal）、抗焦慮藥物克癇平（Klonopin），於是我們要父親同時服用這兩種藥。可是，樂命達讓父親的胸部和背部長滿皮疹，所以改用樂途達（Latuda），結果父親出現無法控制的咂嘴行為，這可能是遲發性運動障礙的症狀，也是樂途達的已知副作用（而且這種藥每個月需要自費四百一十美元）。

古普塔最後讓父親服用立普能（Lexapro）和威克倦（Wellbutrin）治療憂鬱症，並將樂途達改成帝拔癲，做為情緒穩定劑。父親出現心理動作性遲緩之後，我們必須調降帝拔癲的劑量，然後等他又開始容易發怒時調高劑量，期間有些時候會完全停止服用。與此同時，古普塔也開立每週進行支持性療程的處方，不過當父親無法記得每次療程的討論內容，或甚至療程剛結束就忘記內容時，我經常會思考治療的意義到底是什麼。

我：「拜託，不要再調高帝拔癲的劑量了！我寧願他每兩個月大爆炸一次，也不希望他像殭屍那樣。」

拉吉夫：「這是四週內的第四次大爆炸。」

我：「帝拔癲也會讓他生氣。他那次去明尼亞波里斯的表現很差。不要調高那種藥的劑量！」

拉吉夫：「古普塔說那種事不會再發生。那只是在哀悼期間才發生。他希望我們試試看，所以我要這麼做。爸需要情緒穩定劑。」

我：「他需要保持快樂。」

拉吉夫：「那跟他說我們付錢給哈雯德，會讓他快樂嗎？」

我在臉上潑冷水，然後擠出少許牙膏開始刷牙。我聽到更多訊息傳來的通知聲。我瞇眼盯著鏡中的自己，可以看到父親準備去上班、清喉嚨、大聲將口水吐進洗手臺的模樣。我以前曾為他感到遺憾，為他死板的生活感到難過，也為他無法放鬆自身束縛而感到悲哀。如今我們所有人的狀況又有什麼不同呢？

我穿戴整齊後，又拿起手機。

蘇妮塔：「不知道是不是我搞錯，爸現在一副完全沒事的樣子，但我可以聽到哈雯德說『不要，我想離開』。」

拉吉夫：「蘇妮塔，拜託打給哈雯德，跟哈雯德說他不是故意的。桑狄普，趕快去那裡阻止她離開。我們不能再次開始這整個過程。拜託跟他說哈雯德是免費工作。如果他問你，我們是否該付錢給她，你就直接說不用。」

拉吉夫：「我已經搞不清楚什麼是真實，什麼是虛構。我只能說我非常沮喪，也不知道該怎麼辦。他一天打給我十次。我支付他的所有帳單，處理他惹出的所有麻煩。自從他搬來這裡之後，因為他在沒有告知我的情況下開立帳戶，他的帳單已經轉給催收公司六次了。我必須花好幾個小時代表他打電話。我真的不知道該怎麼辦。他的駕照在他生日當天過期。現在我必須去監理所處理。該死，我不要做這件事。如果他繼續開車，一定會傷到人的。」

蘇妮塔：「各位，拜託考慮輔助式生活機構。我有繼續收到格倫科夫市那間機構的史黛芬妮寄來的電子郵件。你們兩人應該與爸坐下來談談，說服他接受。」

拉吉夫：「我完全同意送他去輔助式生活機構。」

蘇妮塔：「我不希望他去，因為我知道爸喜歡自由。但不幸的是，我們已經嘗試目前這種生活一年了，這並沒有效果。」

蘇妮塔（幾分鐘後）：「為什麼桑狄普沒有回覆？」

拉吉夫：「他大概又把我們靜音了。」

你把我當成笨蛋嗎？

我離開家時，天空一片灰濛濛。北方州公園大道兩旁的樹掉光葉子，色調灰暗。秋天似乎總是會帶來一種古怪的不安，只是那年我的感受比以往更加強烈。我想像自己的車，處於長島西部一個牆壁大小的網格裡，由一股無形的力量向父親的家推進，那裡令我愈來愈害怕，逐漸成為一個有毒的節點。

我一邊駛向希克斯維爾鎮、一邊想，或許將父親送去安養院已是預料中的結局。美國有六分之一的失智症病人（不論男女）住在安養機構，而有更多人是在輔助式生活機構過著半獨立生活。哈雯德終究會離開，那時父親的獨立生活肯定就要結束。我們不太可能找到其他全職居家看護，至少不會是像哈雯德那樣擅長烹煮印度食物和照顧父親的看護。她簡直是上天送來的禮物。除了處理家務和準備餐食以外，她也訓練父親用跑步機運動、帶他散步去H&Y市場，陪他去喬氏超市。連她的朋友來訪時，都能提供現成的社交環境。哈雯德為父親做了他兒女不能或不願做的事。

如果哈雯德打包離開，父親絕對不會願意去安養院，或者即使我們希望他跟我們同住，他也不會願意來跟我們其中一人住。他最後一定會被關進失智症病房，就跟他母親一樣。長島沒有侯格威風格的失智村。

我把車開進父親家的車道時，車庫門開著。哈雯德出來見我，她顯然一直在哭，因為她的棕褐色臉頰上有粉紅色的痕跡。她告訴我，父親把她趕出門之後，她就從車庫偷偷溜回來，進入地下室，然後躲在客房的衣櫥裡，這樣她就能注意父親的狀況，直到我出現為止。她說：「他還沒吃早餐。」她讓我看她皮膚上一處略帶藍色的痕跡。「他抓住我的手臂。他說：『我付給妳那麼多錢，我根本不需要妳。』他說我沒有受過教育，是婊子、是僕人。我說：『我是你的僕人，但你以前是政府的僕人。在這個世界上，我們都是僕人。』」

防風門沒鎖。我走進屋裡時，父親正坐在餐桌旁盯著筆記型電腦。我用冷淡的語氣跟他打招呼，希望讓他感覺到他做了錯事。這是我在醫院值班十二天後的第一天休假，而他卻又為了錢跟哈雯德吵架，處理他們的爭執是我那個週末最不想做的事。我在餐桌旁坐下，對他說：「告訴我發生什麼事。」

「什麼意思？發生什麼事？」

「你一直坐在這裡。吃午餐了嗎？」

他搖搖頭。

我說：「那我們來吃！」我幾乎是用吼的，然後起身去廚房。我問他：「哈雯德在哪裡？」他還沒回答，我就繼續說：「我知道你又對哈雯德發脾氣了，所以她才不在這裡。」

「不要亂猜——」

「爸，你對她發脾氣了。我知道。」

哈雯德在料理臺上留下包著鋁箔紙的印度烤餅，以及用保鮮盒盛裝的一些咖哩花椰菜和秋葵。我用微波爐加熱這些剩菜，然後拿到餐桌上。「好了，你應該吃午餐。」

父親搖頭說：「我不餓。」

「你不餓是因為你跟哈雯德吵架。」

「你檢查一下，或許她還在這裡。」以前哈雯德被父親趕出門之後，會突然出現，這種事發生過許多次，所以他很容易就相信哈雯德又這麼做。

「她不在這裡！」我怒吼：「她離開了！」

「好吧，我不在乎，」他說：「我一個人也可以。」

「你才不可以！看看你自己。你連衣服都還沒換。」他穿著一件白色內衣，上面沾了咖哩汙漬。「你至少該穿上外衣。」那一刻，我覺得必須讓他知道，他現在有多需要別人照顧。這種想法帶了一點施虐的意味。我腦中的回憶洶湧而出：這麼多年來，他一直輕視我、輕視我的常識和能力，卻對哥哥另眼相看。

「你該這樣對你爸說話嗎？你把我當成笨蛋嗎？」

「我沒有把你當成笨蛋那樣跟你說話，但我們雇人來幫你，你卻趕走她。」

「我沒有。」

「你有。我知道。」

「你怎麼知道？」

「她都跟我說了，你虐待她。」

「你怎麼可以說我虐待她？」

「你對她大吼、推擠她、叫她婊子和寡婦。」

「你當時在場？」

「她都錄下來了。」為了遠端監視父親，拉吉夫在屋裡安裝監視攝影系統。

「你說謊！」

「爸，錄影不會說謊。如果她說謊，那她就是世界上最糟糕的女人。」

「她就是世界上最糟糕的女人。」

「胡說！算了，那我就不再讓她回來了。既然你跟我這樣說，那我們就不再讓她回來。我甚至不會付錢給她。」

「什麼？」

「這一切都是她編的，對吧？她在說謊，對吧？所以她不會拿到錢了。」

「她在說謊！我對天發誓。我用任何人的生命發誓——」

「別說了！不要用任何人的生命發誓。我親耳聽到你對她大吼大叫。」

「誰？」

我大喊：「哈雯德！」我的聲音喊到沙啞。

「什麼時候？」

「很多次。」

「我沒有！我對她非常好。」

「所以這一切都是她編的？」

「大家都會編故事。」

「理由是什麼？」

「為了占上風。」

快樂是一種心理狀態

電話響了。父親盯著電話，看起來很無助。「看吧，你連自己接電話都做不到。」

我走去接起電話：「喂？」是哈雯德打來的，她還在外面等。我跟她說我會回電給她。

我走回餐桌旁。與生病的父親吵架，感覺就像深夜開車時允許自己暫時閉上眼睛。你知道這不是好主意，你知道你的判斷力受損，但你沒辦法控制。

我放軟語氣說：「蘇妮塔跟我說，你剛才很生氣。」

「桑狄普，別要求我做任何事。我就是這樣的人。」

「或許我能幫忙。」

「你不能。」

「或許談談你的狀況會有幫助。」

「我不想談。我已經活過自己的人生了。」

「這是什麼意思？」

「你應該懂的。」

「爸，你的人生還在繼續！你還活著。你應該好好利用你擁有的時間，這是媽沒有的時間。試著思考看看，什麼東西帶給你快樂？」

他思索一下，然後說：「工作帶給我快樂。」

「現在什麼東西帶給你快樂？」

他大力拍餐桌，「別說了！」

「你還是有喜歡的東西，爸。你喜歡哈雯德。你會跟她一起大笑。你喜歡看電視。你喜歡吃。你喜歡喝果汁。你喜歡冰淇淋，芒果拉昔口味。你喜歡這些東西。你必須記得你喜歡的東西。」我剛說完這些話就愣住了。記憶……

我說：「你想談談媽嗎？」

「不要問我。」

「你記得她的什麼事情？」

「所有事情。她是個好女人。」

「你最喜歡的——」我想不到更好的詞：「回憶是什麼？」

「她幫我很多忙。」

「她很支持你？」

「非常支持。」

「她是怎麼幫你的？」

他回想得很辛苦，最後他說：「每件事。」然後示意我不要再說。他一定對我感到抱歉，因為他又說：「不用擔心任何事。」

「我沒有擔心，爸。只不過你之後要獨自住在這裡。」

「我會獨自生活，」他無奈說：「沒關係的，不用擔心。」

等他吃完午餐後，我帶他上樓午睡。我幫他脫掉髒掉的衣服，換上乾淨的內衣。他躺在床上，我幫他蓋上棉被。我說：「頭抬起來。」我把一個硬枕頭放在他的頭下面，這樣他就能看電視。我在他床邊的椅子坐下。我們陷入沉默幾分鐘。

「拉吉夫和蘇妮塔說，如果這位女士離開……」

「什麼女士？」

「哈雯德。如果她離開，我們就必須把你送進安養院。我是唯一阻止他們這麼做的人。你覺得我想要你去安養院嗎？」

他苦澀說：「別跟我說你想要什麼、或我想要什麼。」

「爸，你沒辦法照顧自己。」

「好，那就讓我死掉。讓我下地獄吧！」

我站起身，對他說：「你知道的，喪偶的人不只有你而已。」我提起我負責治療的一名心臟衰竭病人。她獨自生活，兒子一週來探望她一次左右。她請不起哈雯德這樣的管家，必須自行烹飪和購物。然而，每當她來見我時，她都很快樂。我說：「快樂是一種心理狀態。」

聽到這句話時，父親抬起眼並點頭。他似乎很瞭解這句話的意思。多年來，他自己就一直這麼說。

我下樓去廚房。哈雯德正在躡手躡腳從地下室階梯爬上來。我不發一語，示意她跟著我。我們上樓走到臥室。

父親睜開眼時，哈雯德正站在我後面。我說：「爸，哈雯德回來了。」他用懷疑的目光盯著她。「她說她很抱歉。她告訴我，她願意免費工作。不用給錢，只要提供食物跟住宿就好。」

他的臉放鬆下來，我看到他露出一抹淡淡的微笑。「好的，」他說：「請進。」

十、不用擔心我會覺得寂寞

不幸的是，爭執並沒有在那天結束。隨著父親的失能日益惡化，而哈雯德的存在卻提醒他，如今的自己多麼無助且衰弱，兩人之間的衝突也愈來愈嚴重。我會透過哥哥在屋裡安裝的監視系統觀察父親。他大部分時間都與哈雯德相處愉快，但有時他的態度極為惡劣：叫她毫無價值的蕩婦、將柳橙汁潑在她臉上，有一次甚至掐住她喉嚨，接著在幾分鐘後，當她生氣不理他時，他又跪在地上觸碰她的腳，請求對方原諒。有一次父親想用衣架打哈雯德，事後哈雯德用苦澀的語氣對我說：「在安養院，他們會給他打針。在這裡，我會給他茶和點心。」

當然，我們三兄妹都認為我們有責任阻止這種虐待。我們一直跟父親談論這件事，勸誘、大吼，甚至威脅要送他去安養機構。儘管如此，我們依然無法讓他明白或控制自己的脾氣。我們實在不知道還能怎麼辦，於是我們跟哈雯德討論該怎麼做才妥當。她最後同意接受每週獎金做為危險加給。妹妹也買禮物送她，我們還寄錢給她的子女。她對我們家做出卓越的貢獻，特別是對蘇妮塔，她們兩人建立真摯的友誼，而我們認為必須報答她的忠誠，並補償她的辛勞。我們也真的非常需要她幫忙。她提供的居家照護服務讓我們能維持正常的工作和家庭生活。這也是讓父親不住進安養院的唯一辦法。

在監視錄影上，父親的生活其實就像一系列影片循環播放。他會走到前門，向外查看門廊，然後走回餐桌旁的椅子，再次盯著電視，過一陣子又重複這套動作。有時他會在車庫裡閒晃，戳戳各種物品，有時他會撿起舊報紙假裝閱讀。這些動作會在一整天重複出現。我工作時，就在辦公室透過監視錄影見證這一切。我們父子倆都對單調乏味的生活，培養出耐性。

我給他看他對哈雯德大吼的錄影時，他會露出無奈的表情。

我問他：「這是你嗎？」他會承認：「是，大概是吧。」但等我在短短一分鐘後，再問他虐待哈雯德的事，他卻會大喊：「什麼！我從來沒虐待過她。」

「我剛剛才讓你看過錄影！」

他會堅持說：「給我看。」然後我們會再次經歷這一切。我們的對話就像旋轉木馬，按照固定間隔一遍又一遍回到相同位置。身為醫師，我知道我正在做的事根本徒勞無功，但身為兒子，我仍希望他能理解。

儘管如此，他每次都依然會否認自己的糟糕行為。不論我多麼努力想讓他稍微對自己做過的事有所察覺，他都保持木然、冷漠、無動於衷、且毫不關心的態度。哈雯德在房間裡啜泣時，他會向我解釋：「『蕩婦』不是髒話，只是我們平常會說的詞而已。」

有時我認為父親在愚弄我，他缺乏自我覺察的表現，只不過是要創造對他有利的條件。或許這體現出他脆弱的自尊、他不願承認錯誤的心態、他過去對自我反省的鄙夷，或是他總是自我吹噓的樂觀。直到那年秋天我去聖路易，才開始意識到這主要是他的腦部疾病所導致的後果。

病覺缺失症

我在聖路易與戴伊（Gregory Day）醫師見面，他是聖路易華盛頓大學醫學院的年輕神經學家。身材修長且生性健談的戴伊，擔任查爾斯與喬安奈特阿茲海默症研究中心的副研究主任，該中心位於主校區附近的一片紅磚建築群，而我從前讀的醫學院就在主校區。十一月的寒冷早晨，我們在他的辦公室裡面談；點點寒霜散落在窗外的草地上。我首先詢問戴伊，有關父親似乎缺乏自我覺察的問題。相較於他的記憶障礙，更嚴重的是他無法注意或調整自己的想法和行為，這讓家裡瀰漫令人難以忍受的緊張氣氛。

戴伊告訴我：喪失對自身功能障礙的病識感，又稱為病覺缺失症（anosognosia），在失智症等多種神經學病症十分常見。「這是我們在治療腦部疾病時的挑戰之一，也是令人著迷的課題之一，」他說：「神經學包含意識，但也包含我們在其他疾病不一定會見到的元意識（metaconsciousness）。」

「病覺缺失症」一詞大約是在一百年前出現，用於描述似乎未覺察自己癱瘓的中風病人。儘管我們對這種現象的瞭解依然不多，但如今在多種神經疾病和精神疾病都能觀察到，包括創傷性腦損傷、強迫症、思覺失調症。罹患這些疾病的病人對於疾病及其後果的覺察，已受到疾病本身的破壞。病覺缺失症的嚴重度可能從輕度至重度各有不同，受影響的具體心智領域也有所差異。病人可能覺察某個功能領域出現衰退，例如記憶，卻未覺察另一功能發生問題，例如同理心或社交能力。舉例來說，額顳葉型失智症是一種相對罕見的失智症，病人可能不知道在公共場合挖鼻屎、或撫摸陌生人的背是不恰當的行為，卻仍可能意識到自己的記性正在變差。

我很好奇病覺缺失症是不是健忘的一種形式。或許父親正在仰賴久遠自我所擁有的久遠記憶，當時他還是一個完整、脾氣稍壞且愛家的男人，還是一個科學家。儘管他的腦慢慢毀壞，但這些記憶尚未消失，於是表現出病覺缺失症。戴伊的看法不同，他認為病覺缺失症是一種具有特定神經基礎的結構性問題。他告訴我：「腦中有些部位顯然負責執行元功能〔或較高層次的功能〕。」他補充說，其中一項功能是自我覺察，由額葉和頂葉的神經網路控制，而這兩個部位也與自我監測及修正錯誤的動機有關。父親的這兩個部位都已受損，像他這樣的病人往往對自己的病症缺乏病識感，包括他們不再擁有這種病識感的事實。

這是一系列可悲的動態發展：病人因為疾病而未覺察或無法思考自己的疾病。我讀醫學院時，曾在神經科病房見過這種病例。頂葉中風病人可能無法活動身體左側肢體，但詢問他們並不會得到正確答案。他們會否認自己有任何不對勁。如果讓他們看失能的證據，他們也會編造理由來解釋自己的肢體為何沒有發揮功能。他們似乎不在乎自己的身體機能嚴重受損，他們認為自己的病症是別人的問題，而非自己的問題。

我問戴伊，為什麼我母親保有對自身病症的病識感。舉例來說，即使她一直有視幻覺，但她直到臨終，都知道自己的視幻覺不是真的。戴伊解釋，帕金森氏症的病理機制與阿茲海默症很不一樣，這可能說明兩種疾病在自我覺察程度上的差異。帕金森氏症通常從控制運動功能的基底核開始病變，然後往外擴散到皮質區域。戴伊說：「病灶擴散的部位，會在一定程度上決定病人出現的症狀。」邊緣系統受損會導致行為變化，例如不理性的行為。腦幹發病會導致意識起伏不定、暫時失去知覺等症狀。如果損傷擴散到枕葉，就會出現幻覺和視力問題。不過，在母親腦中，額葉和頂葉或許倖免於難，因此儘管她的失能狀況日益嚴重，但她依然能清醒評估自己的病症。

相對而言，阿茲海默症經常導致額葉和頂葉受損，不過通常只在疾病後期發生。病人在疾病早期，可能保有病識感，而且會抱怨或自嘲記憶力下降的問題，就跟莫萊森一樣。他們可能比家人更清楚覺察自己的障礙。然而，隨著疾病達到中期（通常是確診後二年至五年），病識感和自我覺察往往開始惡化。例如，病人可能依然知道自己有記憶問題，但他們已經忘記病情的嚴重程度。這可能就是阿茲海默症在父親腦中的表現。在發病初期，他對自己身上出現的變化擁有病識感。畢竟是他自己決定退休，然後搬到長島，住在兒子家附近的。他知道情況不對勁，儘管隨著疾病惡化，他愈來愈常否認自己有問題。然而，到了二〇一七年秋天我前往聖路易時，父親的自我覺察已經在崩潰；他的腦創造出毀損不全的現實，將他困在其中。

戴伊承認，腦的可塑性非常高，所以我們無法確定控制某些功能的區域位於哪裡。平均來說，特定功能（例如病識感）可以對應至特定區域，但每個人還是存在相當大的差異。例如，有些失智症晚期病人仍保有顯著的病識感，有些相對早期的病人卻可能完全缺乏病識感。「結構與功能失衡是我們經常遇到的狀況，」戴伊說：「我們可能遇到病人在認知檢測時，擁有正常功能，然後腦部影像檢查時，卻發現他們的腦就像乾枯的核桃。」

戴伊建議我觀看一支影片，他的部門用這支影片訓練神經科的同事。影片中，一名七十四歲的西南貝爾公司退休經理，與三十一歲的妻子來就診。（附注：為了進行臨床評估，病人必須有能夠提供病人病史的照護者陪同前來。照護者和病人對問題的評估差異，可用於評量病人的病識感。）妻子向醫師敘述丈夫的記憶問題，她說：「我們沒有馬上察覺問題，然後我發現，他會問我當天的日期多達五次。」

這名男子的故事讓我覺得很耳熟。他愈來愈不能妥當處理少量金錢、遵循交通指示或操作電視遙控器。他也不斷失去社交關係。他退出橋牌俱樂部。當他將自己的物品放進錯誤的置物櫃、又無法找到之後，就不再去基督教青年會。他的判斷力也出現問題。他會想在草坪潮溼時除草，導致除草機刀片發生故障。不過，他的病情至少在一個方面沒有像我父親那麼嚴重。他擁有恰當的病識感，承認說：「我忘記我不該忘的事。」而他的妻子就在一旁悲傷看著他。

當天我要離開之前，詢問戴伊是否有任何新療法或即將推出的療法能夠幫助父親。他有片刻不發一語，然後回答：「我相信你知道，對於已經有症狀的病人，沒有一種疾病調節藥物能產生一丁點效果。如果我們等到病人出現失智症才開始治療，那就像是貨運列車已經離站，我們也無法減慢它的速度。任何說自己可以治療阿茲海默症的人，都是在說謊，或想要賺你的錢。」

奇怪的是，我聽完以後居然覺得鬆了一口氣。我一直因為沒有更努力尋找新療法或實驗性療法，而感到愧疚，但戴伊的話提醒我，目前並不存在這種有效的治療。我感謝他撥空與我見面，然後起身準備離開。

他問：「令尊還認得你嗎？」

我說：「還認得。」

「叫得出你的名字嗎？」

「大多數時候可以。」我告訴他，父親有時會忘記孫輩的名字，但他依然知道我是誰，而且通常很高興見到我。

他問父親現在住在哪裡。我說父親還住在自己的家，由一位全職看護陪伴，而且我們一直在盡量延後他去安養機構的時間。

「聽起來你們正在盡一切努力，確保他的安全及維持他的生活品質，」戴伊語帶同情說：「現在只是資源的問題，比如付費照護者。」

他停頓一下，好像在努力思考還能提供什麼建議。

然後他悲嘆說：「但不幸的是，所有失智症最後看起來都很相像。整個腦都會受到影響。病人通常都沒辦法講話了。」

斑斑駁駁，漸漸枯萎

母親過世後，我們面臨的難題是如何說服一個原本就很固執、現在又對自己的病症和需求毫無病識感的男人，讓他接受額外協助。哈雯德在週日休假，結果父親會自己出門，然後迷路。他會打開瓦斯爐煮茶，結果忘記關掉瓦斯。他會錯過正餐，因為他無法加熱哈雯德事先準備的食物，原因是他忘記怎麼使用微波爐。拉吉夫和我會錯開週末的醫院排班，這樣我們其中一人就能隨時去幫他。但這只是權宜之計，因為我們都沒辦法整天每時每刻與他相處。

隔年夏天，克麗希娜姑媽從印度來美國探望父親時，我們都鬆了一口氣，她是父親最小、也是唯一在世的手足。兩年多前，當時母親還沒過世，父親就曾邀請姑媽過來跟他同住。但等她真的來到美國，父親卻完全不想跟她相處。姑媽自己也是寡婦，她希望在父親需要時，與他談心、分享想法、給予支持，但父親無法掩飾自己有多麼厭惡姑媽的存在。

我們告訴他：「她是你的家人。」

「她不是我的家人。」

「她是你的妹妹。」

「那又怎樣！」

相處還沒滿一週，父親就再也無法忍受。他告訴姑媽：「妳離開的時候，我會非常高興。」這句話導致姑媽打包行李離開。接下來，她在美國的大部分時間都待在紐澤西州，與一位遠親同住。

因此，二〇一八年十月的某個週日，當我到父親家接他去吃午餐時，他就像往常般獨自一人。草坪上已經堆起黃葉，夏季植物也變得斑斑駁駁，漸漸枯萎。我發現父親坐在床上努力穿衣服。如今他需要更長時間穿衣服，而且如果外面很冷，他需要穿好幾層衣服，那要花的時間就更多了。有時他還沒穿上褲子，就先套上鞋子，或是還沒穿上襯衫，就先套上毛衣，或是在毛衣外又穿上一件毛衣。他也經常忘記要先穿內衣褲。

我走過去幫他。我努力讓他站起身，對他說：「我們來穿襯衫吧。」那件衣服的內裡朝外，所以我很快翻回來，然後露出讓他手臂穿進去的洞。「等等，這樣不對，」我一邊說、一邊把衣服拉走，「你可以站起來嗎？」

他怒吼：「你在幹什麼？」

「你把襯衫穿反了。站起來，過來這裡。」

「桑狄普，不要一直跟我說：『站起來、過來這裡、過去那裡』。」

「我是想要幫你。你到底要不要我幫你？」

他大叫：「不要！」

「那就算了，你自己穿。」我轉身，帶著挑釁的態度走出房間，然後又轉身回來，因為我知道如果不幫他，天知道我會在樓下等多久。「爸，拜託，」我說：「我們可以趕快穿好衣服嗎？」

他終於穿好衣服後，我們還有一件超級耗時的事需要做：離開家裡。首先，我們尋找他的鑰匙，結果發現鑰匙在餐桌上的幾張紙下面。然後我們巡視整間屋子，關掉所有的燈（然後他再次巡邏，並重新打開一部分的燈）。他踏上門廊去檢查信箱。（當天是週日，不會有人送信。）接著他回到屋內，留下我站在前門階梯上。

「你要去哪裡？」

「我不知道我把鑰匙放在哪裡了。」

我大喊：「你才剛檢查過！」但他已經進去了。

我在樓上找到他時，他正在衣櫥門上貼膠帶，大概是要防止衣櫥門在他不在家時打開。我開始發火，對他大叫：「你在做什麼？」

他急聲說：「好了，我們走吧。」然後將整捲膠帶留在那裡掛著。

「你有找到鑰匙嗎？」

「有。」

我們走出臥室時，我問他：「在哪裡？」

他說：「在我的口袋裡。」

屋外的陽光燦爛，不過氣溫只有攝氏十幾度。風鈴在微風中輕響，遠處一根旗桿上飄揚著美國國旗。

上車之後，我先幫他扣上安全帶，接著倒車離開車道。我用輕快的語氣問：「好，我們該去哪裡呢？」希望能為我們的每週儀式，注入一些活力。

他淡淡回答：「不要問我。」

我們經常去的餐廳「印度煎餅屋」附近的社區有許多南亞商店。我們開車經過一間孟加拉甜點店、一間清真肉鋪和一間莎麗精品店，最後才進入擁擠的停車場。雜草從柏油地面的裂縫中長出來。排水溝冒出冷冷的蒸氣。

「我覺得我來過這裡，」父親說：「這裡是迪旺燒烤嗎？」

「不是，這裡是印度煎餅屋。我們每週都會來這裡。」

他難以置信說：「每週？」

「對，我們過去六週的每個週日，都來這裡。」

我為他打開車門，然後他小心翼翼將腳踏在柏油地面上。他穿著平常的打扮——橄欖綠長褲、深棕色皮革外套、閃亮的黑皮鞋。他堅持要穿的睡褲，在磨損的長褲褲腳下明顯可見。他的毛衣裡有一塊突起，那裡放著皮夾和其他塞進襯衫口袋的鬼東西。他彎曲膝蓋卻沒有動，於是我伸出手扶他。他說：「我老了。」然後他笑起來，這似乎是幾週以來，他第一次笑。

我們牽著手穿過停車場。對街正在舉辦排燈節慶祝活動，許多家庭排成長隊，等候烤玉米和辣味小吃。頭上包著橘色頭巾的青少年，站在父母身邊，就跟我從前一樣，他們將手插在口袋裡，只等著回家。

印度煎餅屋擁有低矮的木梁和彩繪玻璃窗，又暗又涼，感覺就像教堂。牆壁上裝飾印度教神祇的木雕。老闆一見到我們站在候位區，就很快安排我們入座。

我們坐下後，父親問：「那位女士呢？」

「誰？哈雯德？週日她不工作，記得嗎？」

「為什麼？」

「因為你說，你不想見到她。」

他瞇起眼，思考我剛才說的話，然後點頭，顯然很高興他對這種事情保有一定程度的話語權。

我問他：「你想要什麼樣的印度煎餅？」

他回答：「你決定吧。」這種情況愈來愈常發生。失智症正在關閉他辨別自己想要什麼的能力，或甚至是感覺自己想要的能力。為他記住的責任，逐漸落在我肩上。

於是在服務生過來時，我點了兩份辣味印度煎餅，搭配粗粒小麥粉餅皮，這是父親的最愛。

我們靜靜坐著。我可以看到他的指甲有點太長，所以我在心裡記下，我們回到家時要幫他剪指甲。我也注意到他的精工腕錶已經停住不走。他戴著那隻錶，只能當作裝飾罷了。

他說：「桑狄普，這是什麼？」他給我看他的翻蓋手機，他收到一封邀請函，邀請他加入一本農業科學期刊的編輯委員會。我盯著這封電子郵件，很驚訝居然有人會想到聯絡他，他已經退休四年多了。

我問：「你知道這本期刊嗎？」

他說：「知道。」但我看得出來他在撒謊。

我大聲唸出內容：「您在植物生物技術領域的成就十分卓越。」他神情自豪，在旁邊看著。「有鑑於此，我們希望邀請您審查——」

他突然打斷我說：「我要怎麼告訴他們，我不想做？」

我在他臉上搜尋後悔的跡象，但他面無表情。我問：「你確定？」

他回答：「確定。」

我既覺得悲傷、又鬆了一口氣，仔細教他如何打出一封婉拒信。

服務生送來兩份咖哩馬鈴薯餡的三角印度煎餅、兩碗辣味桑巴湯、兩杯芒果拉昔。

父親向服務生要「水管」，我趕忙遞給他一根塑膠吸管。

我們開始用餐時，我問他：「你會不會想念印度？」

「什麼意思？」

我再說一次：「你會不會想念印度？」

「那個節目？」

我完全不知道他指的是什麼。「不是，是那個國家。」

「噢，印度根本是地獄，」他用不屑的語氣說：「我已經有二十年沒去印度了。」事實上，他六年前曾去過印度一個月，受邀在多間重要大學，發表一系列講座「從綠色革命到基因革命」。

「印度有哪裡不好？」

「這個嘛——」他猶豫一下，「只要有分裂之類的事，就不好。」

「爸，印度分裂已經是好久以前的事了。我講的是我們來美國之前，住在印度的時候。」

「印度分裂是什麼時候？」

「一九四七年。我講的是我們一九七五年住在那裡的時候。」

他聳聳肩，繼續用餐。

遺忘——既是福分，也是詛咒

我愈來愈習慣他出現這種無動於衷的反應。他曾經是完美主義者，如今他似乎不再介意自己犯錯或犯錯的原因，甚至也沒有意識到自己出現認知障礙。當時我已經明白這不是他能控制的（去年秋天在聖路易與戴伊醫師的談話，已經說服我相信這一點），但我還是忍不住在他犯錯時糾正他、稍微讓他難堪，並提醒他這位科學家，錯誤仍然很重要。

與此同時，我也意識到他的漠然帶來的好處。他曾經無比渴望他人的認可和尊敬，如今卻似乎不再介意那些無常的榮譽。他的腦確實在縮小，但他的想像力、感知、企圖心、期待，也同樣如此，或許這並不是壞事。有時我會想到從前在史隆凱特林紀念癌症中心當住院醫師時，曾治療過的那位罹患轉移性胰臟癌的腫瘤科醫師：他知道接下來一定會發生什麼事，所以他在殘餘不多的生命中痛苦不安。我們不需要擔心父親會發生同樣的事。他失去病識感其實是一種保護機制。從某方面來說，這種疾病是以這種方式保護自己。

另外還有一些令人安慰的地方。為了平息他的焦慮，我們可以撒謊說一些從未發生過的事（我很久以前就克服對他說謊的禁忌了），比如告訴他：「拉吉夫出差前，打過電話給你」，但實際上根本沒有。此外，原本會激怒他的事情，再也不會讓他生氣。他會很快忘記爭執，也不會因為別人的否定或指責而耿耿於懷。他的短期記憶所剩不多，於是他以幻覺般的狀態過日子。在幾分鐘、甚至更短時間內，他的心情可以從暴怒變成聽天由命，又變成某種近似喜悅的情緒，或至少是調皮或玩鬧的態度——在我成長過程中，從未見過他顯露這種玩鬧的心情。我會為我們的爭執發火，稍後再打電話過去，卻聽到他大喊：「哈囉，小夥子！」他活在純然的當下，即使這只是他的疾病帶來的產物。他的遺忘能力既是福分，也是詛咒。

「印度煎餅好吃嗎？」他還在研究摺疊三角形煎餅的一個頂點。顯然這整個狀況超出他的理解。

「還好，」他頭都沒抬，就說：「很好吃。」

「來，我幫你放一些醬在上面。」他喜歡（或者說從前喜歡）椰子酸辣醬。但他揮手表示拒絕。他不打算再多吃了。

我跟他坐在一起，想起我大學一年級在柏克萊就讀期間與他吃午餐，當時他暫時住在幾英里遠的加州奧爾巴尼市，他在一間植物遺傳學研究中心擔任博士後研究員。每個週日，他都會帶我去他的公寓，他會花整個早上，準備咖哩雞肝搭配自製優格（那是我的最愛），同時嚴厲教訓我應該怎麼規劃人生。他一直希望我成為醫師，而且一定要在史丹佛接受訓練。對他來說，那是專業成就的巔峰。

我對他的夢想完全不感興趣。（在印度移民文化中，年輕人叛逆就是拒絕從事醫學職業，然後像我當年一樣，主修實驗物理學。）儘管如此，他還是繼續逼迫我。他總是認為，親友是能夠被說服、勸服、協助走上正確道路的，而且只要他再多勸誡或警告一次，就能避免災難。

如今，三十多年過去了，我們的角色對調，我還有點希望他從前的觀念是對的。我說：「週日只能獨自一人，對你來說一定很難受。」我想藉此再度跟他談談有關接受哈雯德更多幫助的事。「你要不要去蘇妮塔那裡住幾天？」

他用懷疑的目光盯著我，然後以挖苦的語氣說：「這主意真不錯呢。」

我感覺到自己開始煩躁起來。「為什麼這個主意不好？克麗希娜姑媽離開以後，那棟房子好安靜，所以我才提出這個選擇。」

「那是最糟的選擇。」

「為什麼這個選擇不好？」

他含糊著說：「這個嘛，你們得去那裡，去機場。」

「這沒那麼難，爸。拉吉夫會送你上飛機。飛機在明尼亞波里斯降落，然後蘇妮塔會去接你。這沒那麼複雜。」

他說：「然後回來再過著同樣悲慘的日子。到時蘇妮塔要怎麼辦？我不要。」說完以後搖頭，「我很好。」

他原本經常旅行。我仍然記得他曾向我們展示，他去參加歐洲研討會之後精心製作的投影片，裡面有倫敦塔、布魯塞爾噴泉的照片。現在他連花三小時飛去明尼亞波里斯都不肯。

我說：「你才不好。」我努力抑制衝動，以免讓這場對話演變成又一次全面爆發的爭吵。「你今天早上跟蘇妮塔說，你很寂寞。」

「我跟她說這個？」

「對。」

「不用擔心我會覺得寂寞！」

「我只是想要幫你。」

「你才不是想要幫忙。」

「那我是想要傷害你嗎？這就是你的想法？是我為你規劃冷泉港之旅，記得嗎？是我設立霍夫斯特拉大學的獎學金。是我帶你去參加那場午宴。」

「什麼午宴？」

「霍夫斯特拉大學頒發獎牌給你的那場午宴。我們走去那裡參加，記得嗎？批評別人真容易呢。」

「那就是你正在做的事。」

「聽著，我只是想說，你可以去看蘇妮塔，或是……我不知道……或許我們可以讓哈雯德週日也待在家裡。」

他緊緊盯著我說：「哈雯德沒有自己的家人嗎？」

這句話讓我找到開啟對話的機會。「哈雯德跟蘇妮塔說，她現在希望一週能陪你七天，只要她一個月能休假幾天就行。」

他開始搖頭。

「爸，為什麼不要？她在家裡時，你比較快樂吧？她把你照顧得很好，而且她需要安住的地方。這能幫助她，也能幫助你。」

他說：「她推過我，記得嗎？」他指的是他們有一次爭吵，哈雯德為了避開父親打她，而將父親往後推。

「嗯哼，她為什麼推你？」

「我不知道。」

「你做了什麼嗎？你記得她推你，那你記得你做了什麼嗎？」

「我什麼也沒做。」

我說：「原來如此，所以她很瘋狂，會沒有理由就推你。」我意識到這場對話正在像其他所有對話一樣，逐漸變質。「你一定做了什麼，爸。你只記得對你有利的事！」

這趟旅程很漫長

他如往常般堅持要付帳，但我也如往常般跟他說，他可以下次付帳。他不喜歡給小費。如同他那一代的許多印度人，他將小費視為一種矯揉造作的行為，只有在獲得良好服務時，才應該給小費。他永遠不會自動自發給小費，而且金額很少超過百分之五。因此，我不想面對服務生失望的眼神，我直接付帳比較簡單。

我們走出餐廳時，父親說：「我喜歡這裡，我們應該每週都來。」

回到車上，我播放法帖阿里汗（Nusrat Fateh Ali Khan）的歌。卡瓦力音樂以西塔琴的重複樂段開始，然後塔布拉鼓開始演奏，法帖阿里汗也開始以響亮的高音唱出歌詞。父親曾經很喜歡聽蘇菲派伊斯蘭詩歌，他隨著旋律輕輕打響指。

我很高興看到他稍微放鬆的模樣，於是我在回家途中繞路，開車十英里去中央島附近的海灣。母親還在世時，我們曾去過那裡一次，我記得父親很喜歡沿著沙丘散步。我們將車停在路邊，然後跳過低矮的木欄，走上海灘。

那時天色暗沉，天上集結大片陰雲。糾結纏繞的黃色乾草，豎立在白沙中。遠處的長島灣如同一池水銀般，閃閃發光。幾隻啁啾嘈雜的海鷗飛過我們頭頂，但除此之外，這裡是一片死寂的安靜。

父親說：「我們來這裡做什麼？」

我伸手去牽他的手，回答：「我們只是來散步。」

海岸附近的空氣更加寒冷。腐壞程度不一的海藻，沿著岸邊鋪展。微小的波浪滲入沙中，留下帶紅色的泡沫。

「你還記得我們以前，曾在亞伯里斯威爾市的沙灘散步嗎？」

「哪裡？」

「威爾斯的亞伯里斯威爾市，記得嗎？那裡有一條木棧道。我當時五歲。」

「對，我記得。我們住在一棟有四間臥室的房子。蘇妮塔在那裡出生。」

「媽當時做裁縫師的工作。」

他點頭，然後遠眺海灣另一頭的康乃狄克州。「她是個很棒的女人，」他說：「她走得太快了。」

「但這樣離開是最好的，你不覺得嗎？到時候你希望自己怎麼離開？」

他舉起手說：「我們不要談這個，拜託。」

我們走去一個周圍長滿青草的水池。微微漣漪在水面擴散，然後像靜電場線一樣，在邊緣消失。我們站在水池邊緣。他再次問我：「桑狄普，我們來這裡做什麼？」

我知道結局即將來臨。所有我們共處的這些時刻——午餐和散步、他原本忽視卻已來不及傳達的回憶、我年紀太小而無法形成及保留當時記憶的故事，都即將佚失，就像水面上的漣漪一樣。

如今我們已經別無他法，只能散步。一起並肩散步，直到最後。我不知道未來我們會怎麼樣。他會忘記我嗎？我會忘記多少關於他的回憶？他需要多久才能瞭解這是一片海灘，以及他與這片海灘的關係？那些黑白字母何時會不再是符號？

我們盯著水池時，我說：「你以前在印度曾經騎過機車。」

「什麼？」

「你以前曾經騎機車載我，去普薩研究所。你的實驗室在那裡，記得嗎？我們那時住在基爾提城。瑪塔吉跟我們住在一起。」

「哪裡？」

「在基爾提城。媽當時在高中教書。拉吉夫和我去德里公校上學。老師會在我們說錯答案時，打我們巴掌。記得嗎？」

他說：「我記得。」

「你以前會帶氣球給我。你把氣球綁在機車後面。你回到家時，我常會放掉——」

他舉起手，打斷我的話：「我們回去吧，」他開始煩躁不安，「我累了。」

「你不想再多走走嗎？」

「不想，」他說：「我們回家吧。」

我看得出來他很疲憊，而且不會聽我的勸告，於是我們轉頭往回走。

我們沿著來時踩在溼潤沙灘上的腳印返回。他說：「我很高興你來了。」

我迅速看他一眼，對他的溫情感到驚訝。「我也是，爸。」

「我覺得我好幾天沒見到你了。」

「我昨天才來看你。」

他開始笑，「抱歉，我忘記了。」我們走了幾步。他說：「小桑，我們一直很喜歡你。」

現在輪到我開始笑，「誰是『我們』？」

「我，和我的妻子。你一直很聰明，你很優秀。」

「你也是，爸。他們以前都叫你高材生。」

他大叫：「不，是模範生。」

「爸，我記得是高材生。」

他聳聳肩，「大概吧。我很高興我們來了。」

我說：「我也是。」

「我們應該更常做這件事。我從你身上學到很多。」

「比如說？」

「比如要更常保持愉快，不要生悶氣。」

「嗯，我們下週再做。哈雯德明天早上就會回來。」

「下次帶琵雅過來。」

「我會的。」

「你會記得嗎？」

「我會記得的。」

「你很健忘。我剛才跟你說什麼？」

「帶琵雅過來。」

他笑著說：「你的記性很好。」接著突然停下來說：「我們回去吧，我累了。」

「車子就在前面，爸，就在路邊。我們要繼續走。」

父親說：「這趟旅程很漫長。」

「我知道，」當我們再次開始前進時，我說：「但就快要結束了。」

十一、你媽在哪？

我是誰？這個還是那個？
今天和明天的我，還是同一個人嗎？

——潘霍華（Dietrich Bonhoeffer），德國神學家

身為人的意義是什麼？十八世紀啟蒙運動的哲學家休謨提出理論，認為一個人只是一系列寫進記憶代碼的經驗集合體。休謨在《人性論》中寫道：「我以最親密的方式進入我所謂的自己時，總是會偶然發現各種不同的特定感知。」休謨繼續寫道，一個人「只不過是一系列不同感知的集合體，這些感知以不可思議的迅捷速度，相互承繼，並處於永恆的變化和運動之中。」

休謨宣稱，這些印象和感知不斷迅速變動，而記憶為它們賦予連續和連結的感覺，所以它們會組合在一起，形成經驗事件。他寫道：「如果我們沒有記憶，就永遠不會有

因果關係的觀念，因此也不會有因果鏈的觀念，而這些觀念才是構成我們自己或人的要素。」因此休謨認為，我們的個人認同與我們能記得的事物息息相關。一旦喪失記憶，不也等於喪失「自我」嗎？

啟蒙運動哲學家洛克同樣在《人類理解論》中寫道，人格的特質是將自我和其先前的行動和經驗相提並論的個人意識。他寫道，人是「會思考的智慧生物，擁有理性和反省，而且能夠將自我視為自我，即使在不同時間地點，也是相同的、會思考的個體。」在這種以認知為中心的觀點下，自我的基礎是記憶。如果沒有記憶，我們就會如同從碼頭鬆綁的船，漂向遺忘。洛克認為，構成人的要素是具有意識的自我。他寫道：「只要意識能追溯至任何過去的行動或想法，就能達到身分認同。」換句話說，一個人的身分認同，是由連結先前狀態和當下狀態的記憶所維繫。

當代哲學家帕菲特（Derek Parfit）對這個想法提出現代解讀，他將人視為互相連結的記憶、意圖、想法、渴望所形成的集合體。帕菲特曾討論一項臆想實驗：一個人的身體和腦接受掃描，取得它們的確切細胞狀態，然後把這些資訊傳送到火星，用於創造原本那個人的複製體。這個複製體擁有跟原本那個人完全相同的腦和身體、外貌、思想、行為，而且記得過去的經驗。如果現在那個人被犧牲，我們說他能以那個複製體的身分活下去，難道不合理嗎？

帕菲特的看法體現出西方世界對於自主和理智的價值觀，是一種以認知為中心的觀點。它將人定義為隨著時間連續橋接思想、感知、渴望的集合體，也就是橋接意識狀態的集合體。從這個觀點來看，人格只是在一生中持續播放的電影，不僅追溯到過去（至少延伸到長期記憶開始形成的學齡前階段），也投射到未來。如果缺乏體現於記憶的心理連續性，個人認同就失去意義。從某種意義上來說，像侯格威村這樣的安養院，就是試圖透過與過去生活的實體連結及對過去生活的提醒，恢復住民的心理連續性。

然而，如果我們只根據心理生活定義人，就會出現導致去人性化的滑坡。舉例來說，帕菲特寫道：「人可能在心臟停止跳動前的一定時間內，就逐漸停止存在。」他繼續寫道：「我們可以合理主張，如果那個人已經停止存在，我們就沒有道德上的理由幫助他的心臟繼續跳動、或不阻止他的心臟繼續跳動。」

其他現代思想家也針對嚴重失智症病人，提出更深入的類似看法。例如，普林斯頓大學倫理學家辛格（Peter Singer）曾寫道，將神經功能毀損的嬰兒或罹患晚期失智症的成人安樂死，並不是重大的道德過失。辛格在一九九四年的著作《反思生死》中表示：「只有人，才會想要繼續活下去，或是對未來有計畫，因為只有人，才能瞭解自己存在於未來的可能性。」他繼續寫道：「這代表違反當事人意願結束他們的生命，與結束非人生物的生命並不相同。當然，嚴格來說，就那些非人生物而言，我們無法討論是否違反或遵照他們的意願來結束他們的生命，因為他們無法對這種事情有任何意願。」辛格在另一本書《實踐倫理學》中寫道：「人類就只是人類……與『殺死人類』這種錯誤並無關聯，反而是理智、自主、自我意識等特徵，才是真正發揮作用的要素。」

這些哲學信念甚至受到法律許可。二〇〇三年三月，七十九歲的蘇格蘭男子艾奇（Kenneth Edge）用枕頭悶死八十五歲且罹患失智症的妻子溫妮費德，當時兩人已經結婚五十五年。事發之後，艾奇除了受到口頭警告，沒有任何懲罰或罰款。審理這起案件的法官史密斯（Lady Smith）表示：「當你努力照顧不再是你妻子的女人時，就一直承受巨大的壓力和束縛。」

然而，如果用新生兒科專家懷亞特（John Wyatt）的話來說，我們怎能用海馬體（或許還有大腦皮質和視丘）的一些神經元集合完整性，就決定某個人是否擁有人格，並因此有資格獲得這個名詞所涵蓋的權益、道德保障和尊重？怎麼能將人格等重要特質簡化成只是一些腦部區域而已？

目前有一種哲學觀點提出不同意見，認為所謂人格基礎的心理「連續性」其實從來都不連續。舉例來說，我可能不記得兒時的某次經驗，但我確實記得自己是年輕成人時的經驗，而當我還是年輕成人時，我也確實記得兒時的那次經驗。因此，如果現在的我與年輕成人的我是同一個人，而年輕成人的我與小孩的我也是同一個人，那麼即使缺乏心理連續性，我也肯定仍然與小孩的我是同一個人。所以，光是記憶顯然無法完全決定個人認同。

此外，這種觀點認為，心理連續性不是只由記憶維持，也由意圖、信念、價值觀、習慣和嚴重失智症病人經常保留的其他無意識行為維持。

即使是宣稱「心理連續性對人格至關重要」的主張，也有其缺陷。人處於由其他人組成的系統中。構成我們整個人的要素不只是我們的智力，還有我們的人際關係、我們的連結、我們的互動；這些東西同樣為我們的生活賦予意義，並形成人格的一部分。舉例來說，父親或許不記得我們每週日都去印度煎餅屋吃午餐，但他仍然知道我是帶他去那裡的人，不論去的地方是哪裡。我們還是擁有共同的家庭關係和共享的過去，即使他自己不一定記得這段關係或過去，他依然是我父親，因為我依然認為他是我父親。

社會心理學家基特伍德（見第91頁）認為，將「自我」化約為「認知能力」是一種存在瑕疵、且基本上不切實際的想法。基特伍德寫道：「在這類辯論背後，可以看到一片模糊的陰影。那是從前自由派學術的陰影：寬容、體貼、誠實、公平，而凌駕所有特質之上的是智力。情緒和感受在這套架構下，只占很小一部分；自主性的地位優於關係和承諾；熱情完全無立足之地。」

換句話說，關於人的構成要素，傳統的理論典範並沒有充分重視認知能力以外的豐富面向。人類不僅存在於內在世界，也存在於公共空間。正是這個空間持續為嚴重失智症病人的生活賦予意義。正如二十世紀的神學家布伯（Martin Buber）所說：「精神不在於我之中，而在於我和你之間。它不像是你體內循環的血液，而是像你呼吸的空氣。」

預防失智症的有效措施

那年冬天，我帶父親回去看戈登醫師。自從我們的初診之後，已經過了四年，父親的狀況顯然惡化許多。如今他在滿分三十分的簡易心智檢查中，獲得十七分，先前是大約二十四分，這表示病情明顯惡化到中度失智症。我們很難知道這種衰退有多少是母親過世後的憂鬱症所致，但不論父親的心理狀態如何，他的腦部疾病都明顯惡化。核磁共振造影掃描如今顯示「白質的小血管缺血性變化出現惡化」，表示父親罹患腦部血管阻塞導致的血管性失智症（或許源自父親長期治療成效不佳的高血壓）。不過，掃描結果也顯示「中腦體積減少」和「海馬體區域的顳葉體積出現不成比例的減少」，這也表示父親罹患阿茲海默症。父親的行為變得十分複雜且難以理解，簡直令人抓狂，這些問題都直接顯示在掃描結果上，簡化為他遍布疤痕的腦中幾毫米大小的變化。

戈登醫師告訴我們，腦部的血管性異常經常與斑塊和纏結同時存在。事實上，目前認為混合性失智症是老年病人最常見的失智症形式，不過這個名稱基本上依然只有學術界使用，而且無論是哪種失智症，都沒有良好的治療方式。（附注：二十世紀大多數時間都認為，血管性失智症是老年人腦部退化的主因，後來主因變成阿茲海默症。不過，如今阿茲海默症血管病灶的重要性日益受到重視。現在認為，多重病變可能合併存在，形成阿茲海默症典型的退化性腦部狀態。）

儘管如此，我們還是能預先採取措施，來降低罹患失智症的風險，例如健康飲食和充分運動。二〇一五年，芬蘭的一項研究顯示，遵循富含全穀、魚、蔬果的地中海飲食能在兩年內，改善中老年人的認知表現及決策能力。類似研究也顯示，中老年人進行較劇烈的體能活動（即使是簡單的家務，如烹飪和清掃），與較佳的認知功能有關聯，就算存在類澱粉蛋白斑塊等腦部病灶也一樣。

其他已顯示具有預防效益的措施，包括獲得充足睡眠、參與可刺激腦部的社交和認知活動、避免吸菸及過量飲酒、減少壓力。其中許多措施也能降低心血管風險。事實上，目前已有強力證據顯示，心血管風險因子也是失智症風險因子。一項模型分析研究估計，對於心血管風險因子（如糖尿病、高血壓、肥胖、吸菸、體能活動不足），即使是最輕微幅度的下降，也能讓全球阿茲海默症病例總數降低一百萬人。

儘管核磁共振造影無法解釋，但父親的步態也開始變得不穩了。那年冬天是跌倒的季節。二〇一八年耶誕節過後的某個晚上，父親去廁所途中，在臥室跌倒，頭部撞到木地板。我們立刻讓他停用阿斯匹靈（抗凝血劑）和阿茲海默症藥物憶思能（Exelon，這是戈登醫師開立的藥物），但父親仍然不斷跌倒。兩週後，他不知為何在黑暗中走上跑步機，結果再次摔倒。我向他大吼，質問他為何這麼愚蠢冒險時，他沮喪承認：「我做錯了。」但我知道，他早晚會發生嚴重跌倒。

確實如此，那時是二〇一九年春天的一個晴朗夜晚。我們接到哈雯德的電話，父親在離家最近的街上摔得很嚴重。他再次被人行道的裂縫絆倒，這次臉朝下摔倒在混凝土上，右眼上方有個又深又長的傷口，而且他昏厥了幾秒。

我在沃爾格林連鎖藥局的停車場，與哥哥和父親會合，因為拉吉夫開車載他們去藥局購買繃帶和其他用品，來清理父親的傷口。父親躺在後座，看起來恍恍惚惚。他眼睛上方的傷口和他用來阻止摔倒的手上，不斷滴血，但他不承認自己感到疼痛，並表示他只想上床睡覺。我們知道，如果帶他去急診室，即使我們用院內醫師的身分要求特殊照顧，今晚仍然會很漫長，所以我們買了需要的用品之後，就帶他回家。

當晚他從床上摔下來兩次。原本我隔天早晨應該飛去倫敦，參加一場圖書獎典禮。我考慮取消那趟旅行，但拉吉夫堅持我應該去。就在登機之前，我接到他從北岸大學醫院急診部打來的電話，他帶父親去那裡進行評估。電腦斷層掃描顯示，父親有硬膜下血腫，代表頭骨下有積血，而且出血範圍延伸到腦內。目前出血程度仍然相對偏低，但醫師決定讓父親入院觀察。

父親住院三天。那段時間很難熬。哥哥在我出國期間，每天告知最新情況。父親出現譫妄和定向障礙的症狀，還跟護理師發生衝突。他堅持要回家。不過幸運的是，血腫沒有擴大，而且在我從倫敦回來之前，父親就能出院回家。

然而，他的步態在接下來幾天持續惡化。等到哈雯德和我在下一週帶他去神經外科追蹤回診時，他幾乎無法走路。他在醫院停車場搖搖晃晃拖著腳走路時，鞋底一直在溫熱的柏油地面上摩擦。我費力扶他走上階梯到雙開門，一位護理助理在那裡等我們，然後推著輪椅，迅速送他去進行預定的電腦斷層掃描。

這次掃描顯示血腫明顯變大。現在父親的腦在頭骨內向右偏移幾乎一公分。因為他的腦已經大幅萎縮，所以頭骨還可以再忍受幾毫米的偏移，但空間即將用盡。一旦腦被推到頭骨右內側面上，就會發生嚴重且可能無法逆轉的損傷。

〔附注：由於腦部萎縮，頭骨內的多餘空間會產生抽吸效應，使血液和體液填充頭骨下和腦室（腦內充滿液體的腔室）內的空間。對於失智症病人腦部的這種特殊現象，著名的蘇格蘭病理學家貝利（Matthew Baillie）可能是最先討論的人。一七九三年，他在教科書《人體特定最重要部位的病理解剖學》中寫道：「在這種情況下，有時會發現腦室擴大且充滿液體。」不過他沒有意識到這種腦室擴大的特徵是萎縮或失智症的表徵。〕

我用輪椅推著父親，從電腦斷層掃描室來到八樓的神經科病房，我們在那裡見到歐曼（Jamie Ullman）醫師。前一週父親急診住院時，她是負責治療父親的神經外科醫師。她告訴我，父親新出現的步態困難、和前一週表現的其他一部分奇怪行為（包括在淋浴間大便），或許是血腫擴大的後果。她說，出血造成額葉受到壓迫，可能導致病人喪失抑制能力。原先隱藏的欲望可能浮現，同時對不當行為缺乏意識。她瞥了哈雯德一眼，語帶同情說：「這會讓人壓力很大。」

歐曼醫師檢視電腦斷層掃描結果後，表示我們有三個選項：第一是在頭骨上鑽一個洞，將血腫引流；第二是使用類固醇抑制組織發炎，例如力克樂（Decadron）；第三是再觀察父親一週，看看血腫是否會自行緩解。然而，由於父親的病情迅速惡化，歐曼醫師建議動手術，也就是進行減壓開顱術，這會切除一塊兩英寸寬的頭骨，為血腫創造出引流「窗口」。這項手術可能挽救父親的性命，但也伴隨風險：血管損傷、腦脊髓液滲漏、感染，甚至中風。全身麻醉也可能造成併發症，包括加護病房譫妄。歐曼醫師說，手術結束後，「我們可能需要把他綁起來，這本身就帶有風險。」

我問歐曼醫師，如果病人是她父親，她會怎麼做。身為醫師，我曾被問過這個問題許多次，它似乎濃縮了病人或親友在危機時刻想知道的一切。然而，即使我問出這個問題，我還是忍不住覺得它傳達不信任和懷疑的意味，並暗示醫療照護會隨情況而異——如果你更愛病人，情況就會有所不同。

歐曼醫師承認，她會選擇手術。於是，與哥哥和妹妹討論之後，我同意進行手術。父親幾乎無法行走的事實，使手術風險顯得沒那麼嚴重。如果血腫繼續惡化，他絕對會臥床不起。我們知道他不會想過那種生活。我們選擇的道路儘管令人擔憂，卻很明確。

我帶父親從神經外科病房走到住院處，勤務人員將條碼放在他的手腕上，並用雷射掃描器識別他的身分，彷彿他是一件雜貨店商品。我代表父親簽署一疊表格，大多是同意隱私和其他規定的表格。接著，勤務人員將他送到三樓的專科病房進行術前觀察，手術安排在隔天早晨。

當天晚上，我坐在父親床邊，一旁有護理師在這間四人病房忙碌進出。我努力強迫父親吃下馬鈴薯泥和雞肉條，這是他在手術前的最後一餐，但他不肯吃。我給他幾瓣橘子，他咀嚼著嚐到甜味，卻又吐出來。他啃著一根糖果棒，意興闌珊，還將巧克力在白色床單上抹得到處都是。他已經有將近兩天沒有好好進食，食慾幾乎完全消失。

我凌晨一點離開時，他正在睡覺。儘管他的面容疲憊憔悴，卻依然幾乎沒有皺紋。他看起來還是比真實年齡七十九歲年輕個二十歲。我意識到，他除了腦部之外，身體其實沒有太大毛病。

手術在隔天早上七點半進行，那天是週六。正如先前計畫的一樣，神經外科主任進手術室做這場手術，他是哥哥的朋友。手術大約花費兩小時。納拉揚（Narayan）醫師將覆蓋父親頭骨後方的皮膚和組織剝開，露出頭骨。接著他用鑽頭和骨鋸，切下一塊便利貼大小的骨頭，將血塊引流出來，讓父親受到壓迫的腦能夠再次擴展。然後他放回那塊骨頭，並包紮傷口。

父親待在麻醉後照護病房一小段時間之後，就被送去神經外科加護病房裡的一個小房間。當天早上大約十一點，我發現他側躺著，看起來可憐兮兮。那時一位護理助理正在密切注意他，以免他將黏在頭皮上、用來引流帶血液體的細管拔出來。

當天晚上，他時睡時醒。隔天早晨，我發現他掙扎著坐在床邊座椅式便桶上。他大喊：「太丟臉了！」

我問：「什麼很丟臉？」

「這間醫院啊！」他回答：「什麼都不管用！」

父親可能是在說他自己。手術之後，他的主要問題並不是腦部周圍出血或手術併發症，而是基本的身體機能失常，例如無法排尿。尿液滯留問題起初是由麻醉藥物引起，卻因為多種原因而持續存在，包括止痛藥、鎮靜劑、身體活動功能障礙。他的膀胱不時會脹大到頗危險的程度。即使如此，他仍憤怒抵抗試圖幫他導尿的護理師。他會先禮貌說：「拜託，女士，不要這麼做。」然後變成：「拜託，女士……這樣很痛！」

「博士，我們必須要排空你的膀胱。」

「不要！」

正如歐曼醫師的預測，父親很快就穿上固定在床欄的醫療束縛背心，他對護理師大吼大叫，要他們放開自己。

每當他奮力拉扯束縛帶、卻徒勞無功時，我就會努力向他解釋：「你不能離開。」

「為什麼不能？」

「因為你跌倒了，爸。你做了腦部手術。」

他會茫然坐回去，讓大家暫時喘口氣，直到他腦中的記憶再次倒帶。

面對殘酷的現實

經過術後住院大約一週，頭部斷層掃描顯示，父親的狀況已有一定程度的改善。以頭骨中線為準，腦部偏移幅度已經從十二毫米降到六毫米。他的腦終於漸漸恢復到比較正常的形狀。

哈雯德大部分時間都陪著他。父親要出院的前一天，哈雯德將我領到加護病房走廊上。

「你們兩兄弟應該更常過來探視，」她說：「我會陪著他。」她已經同意全天候陪伴父親，直到他康復為止。「但兒子還是不一樣的。他希望感覺到『我的兒子抽出時間來探望我』。」

我覺得內疚，開口說：「妳說得對。我們一直以來都做得不夠。用一分到一百分來算，我們大概只拿到二十五分。有些兒子會讓父母跟自己住在一起。」

她冷冷說：「在這方面，你們是〇分。」

我花了點時間，才接受這個打擊。

哈雯德用同情的語氣繼續說：「更常過來，就對了。」她似乎對自己的評語感到抱歉，「你們好幾天都沒來的時候，他就會說：『看看我的孩子，他們都不來看我。變老以後，就不再有人在乎了。』他養育你，讓你成為醫師。如果你不盡義務，我們都會感覺到。」

隔天父親出院回家。醫院團隊曾建議他到復健機構住一段時間，但顯然父親在另一個醫療機構環境下不會過得很好，所以我們拒絕這則建議。

當天晚上，我們在父親家見面吃晚餐。父親躺在母親的舊躺椅上，待在客廳靜靜看電視，我們則坐在餐桌旁，包括從明尼亞波里斯飛來的蘇妮塔。我們晚餐吃到一半時，父親終於開口。他說：「你媽在哪？」他已經好幾個月沒提起她了。

拉吉夫迅速起身，對他說：「媽不在這裡。」

父親要求我們說出答案：「她在哪裡？」

我放下餐具，走向他。我在他身邊跪下，輕聲說：「爸，媽在三年前過世了。」

他盯著我，好像我已經瘋了。「她在一個月前，跟我一起飛來這裡的！」他大喊：「打給航空公司，問他們：『那架飛機上有一位乘客，她怎麼了？』」

我開口想說話，但拉吉夫打斷我。「我們明天會打給航空公司，」他說：「現在那架飛機還在天上飛。」

我瞪了他一眼，但父親似乎很滿意。他對拉吉夫說：「好吧，一定要記得。」

父親幾乎不願吃晚餐。我們用完餐後，哈雯德和我帶他上樓。我們先帶他進廁所，他很快就刷完牙。接著我們協助他爬上床。他搖搖晃晃往後靠向床墊時，我說：「繼續往後，再往後、再往後。好，坐下來。很好。現在轉過來躺下。」

我將毯子蓋在他身上，然後拉起我們在他住院時安裝的鋼製護欄。我想讓他抬起頭，這樣我就能再塞進一顆枕頭，使他更加舒適，但他根本不在意。保持堅強，迎難而上——這是他一輩子都在做的事。

我打開電視並降低音量，讓他能夠入睡。他盯著天花板，眼睛迅速眨動。他頭上傷疤周圍的縫合釘，偶爾會在月光下閃爍。他用遲疑的語氣說：「桑狄普，我回到家以後……你可以給我你媽的電話號碼嗎？」

「爸，我們之後再談這件事，現在先好好休息。」

「你可以直接給我她的號碼嗎？」

哈雯德悄聲說：「他之前就說過這件事。」

「那妳怎麼跟他說？」

「我能怎麼跟他說？」她攤手回答：「我跟他說了實話。」

「拜託，桑狄普，」父親伸手碰碰我的手臂，對我說：「我只是想跟你媽說話。」

我的身體猛然一顫，然後說：「爸，那支電話號碼已經沒了。我跟你說過，媽在三年前過世了。不論我們說什麼或做什麼，都沒辦法讓她回來。」

「你怎麼知道？」

「我們去了她的葬禮。」

「你們去了她的葬禮？」他想要坐起來，但他幾乎無法從枕頭上抬起頭。

「你也去了。」

「我才沒有！」他大吼：「你這個人真的很糟糕！你就坐在這裡，連你媽在哪都不知道。」

我回到樓下時，拉吉夫和蘇妮塔正坐在客廳裡，討論父親的照護計畫。我走去廚房拿一杯水，聽到拉吉夫說：「還有什麼好討論的？哈雯德週日也會工作。」

「我們必須告訴她，要用心安排跟爸相處的時間，」妹妹努力勸道：「爸目前在關鍵時期。他需要用腦，否則就會惡化。」

「妳的期待不合理，」拉吉夫用不屑的語氣說：「無論我們現在做什麼，都不會讓他好轉。」

妹妹瞪著他，開口說：「如果我們不讓他用腦，他的病情就會惡化。」語氣是強行表現的冷靜。這通常是暴風雨前的平靜。

「我不想這麼說，但妳根本不懂，」拉吉夫回答：「爸的狀況已經改變。我不知道他會需要什麼照顧，但我向妳保證，光是哈雯德一個人絕對不夠，所以請不要批評她，我們就讓現狀盡量維持久一點吧。」

「批評她？」蘇妮塔抬高聲音說：「我才是那個一直求她留下來的人，不然我們就必須把爸送去安養院了。相信我，她會留下來是因為我，不是你們！老實說，她覺得你們兩個都很爛！她說她從來沒見過像你們這樣的兒子，也從來沒見過像我的嫂嫂這樣的媳婦。所以你們說話之前，先好好想一下！」

我坐下來說：「無論如何，我們都不會把爸送去安養院。我們會把錢花在居家照護上。」

「我提議安養院的原因，是她今天跟我說，她只會再待幾個月，」蘇妮塔說：「所以，如果她離開，我們就必須考慮安養院。爸沒辦法打電話。他在家裡到處尿尿。他沒辦法放——」

「她不是唯一一個看護，」我打斷她說：「我們可以找專門處理失智症的機構。我們需要付錢，但如果我們找安養院，同樣需要付錢。」

她搖搖頭，神情沮喪，眼中蓄滿淚水。「我不敢相信這種事居然發生了，」她說：「我住得太遠，什麼也做不了。」

拉吉夫說：「這就是為什麼媽過世後，我從來沒哭過。」

她雙眼冒火，厲聲說：「為什麼你沒哭過！」

「我算是鬆了一口氣吧，」拉吉夫平靜回答：「我看到牆上的字。我跟你們一樣愛媽，但她當時飽受折磨，我最大的恐懼就是她摔斷髖骨，然後過著痛苦的生活。」

妹妹冷冷說：「這不代表她過世以後，你就不用哭。」

「我沒有覺得這是很光榮的事，我只是告訴你們這個事實。」他舉起手臂抱住她，語氣也變得柔和。「小蘇，妳的期望是什麼？」拉吉夫說：「他們需要面對現實。平靜安詳，沒有痛苦，保有尊嚴。」

她啜泣著說：「我知道。」

我回到樓上時，哈雯德仍然坐在父親身邊。父親已經閉上眼睛，頭向後仰，鼻孔隨著輕微打呼而張大。哈雯德在他的頭部兩邊各放兩顆枕頭，以免他去刺激傷口。一顆枕頭已經滑下來，半蓋住父親的嘴。我把手放在枕頭上，允許自己胡思亂想：只要多施加一些壓力，這個漫長的故事就會結束。

我將手移開，父親也張開眼睛。他說：「噢，你來了。」

「對，我來了，爸。你需要什麼嗎？」

他搖搖頭，「你有帶琵雅來嗎？」

我忍不住微笑，「有，她在樓下。」

他深呼吸一口氣，頭躺回枕頭上。我們靜靜坐著，現在他的眼睛睜開了。在周圍光線下，我能看到他的嘴唇翕動著。他口中發出的聲音微弱模糊。

「爸，你在說什麼？」

他搖搖頭，卻繼續喃喃自語。

哈雯德說：「他有時會唱這首歌。」我問她這首歌叫什麼名字，但她不知道。

「爸，你在唱什麼？」

他沒有回答，但他的嘴唇繼續慢慢顫動。「Chan …… kitthan …… guzari ……」哈雯德終於聽懂了，她說：「他在向月亮唱歌。」

當天深夜，我在網路上搜尋到歌詞，原來是出自一首古老的旁遮普情歌。這首歌的歌詞翻譯是：「親愛的，你在哪裡度過夜晚？」

帶著你的回憶，我徹夜清醒，
天上群星閃耀。
你遺忘你的承諾，你說
你會很快到來。
這是你離去之前的話語。
噢月亮，你在哪裡？
噢月亮，你在哪裡度過夜晚？

十二、如果你不懂數學，問題不在我身上

出院回家之後的幾個晚上，父親都徹夜不眠，不斷喊著我、母親、妹妹（她已經飛回明尼亞波里斯），而哈雯德會在半夜躲進客房好幾個小時，努力避開那個大發雷霆、拖著腳在家裡走來走去的老人。我從監視錄影上，看到父親在凌晨三點鐘叫醒她。「我們得出發了！」他大喊：「我們會錯過火車！」他開始把東西丟在床上。「那個為我工作的女人，她在哪裡？」

哈雯德回答：「我就是那個女人。」但父親不相信她。他問自己的妻子在哪裡時，哈雯德告訴他，他的妻子已經過世好幾年，於是他把哈雯德趕出家門。但正如往常，哈雯德又偷偷溜進來，躲在客房好幾個小時，直到父親在樓上走廊來回踱步到感到疲累，終於上床睡覺。

到了隔天早晨，父親的狀況好轉。那是一個多雲的週六。按照計畫，有一位家訪護理師會過來，評估他的居家照護需求，所以我不到九點鐘就開車到父親家。

我抵達時，父親還在床上。我帶他到廁所洗漱。他瘸著腿走到馬桶旁，結果尿在馬桶座上。接著，他走去洗手臺洗手。他從窗戶向外望進一位鄰居的庭院，然後說：「有人挖了水渠。」

我忍不住說：「爸，那是游泳池。」

他含糊著說：「對，但他們也有水渠。」這次我成功阻止自己糾正他。

他坐在浴缸邊緣，我們努力脫掉他的平角內褲，然後我打開淋浴間的水龍頭。我們之前已經在淋浴間放了一張椅子，此時我很費力的扶他坐上那張椅子。我用一個乾淨的塑膠袋包住他的頭皮，以免水弄溼已經縫合的傷口。然後我淋溼他的皮膚，在他裸露的身體上抹肥皂。我用一個塑膠杯在他的背上倒熱水，沖掉他身上的肥皂。我問：「水溫可以嗎？」就像從前我們去基督教青年會游泳之後，他也會幫我洗澡。

他感激說：「很舒服、很溫暖。」

他洗完澡之後，我帶他到洗手臺旁刮鬍子。他一直抱怨自己的刮鬍刀已經壞掉，現在我終於知道原因：塑膠保護蓋還套在上面。拿下保護蓋，又輕快刮了幾次，點綴鬍渣的白色刮鬍泡就落進洗手臺。隨著刮擦的動作變成在臉上平順滑行，他興奮說：「它應該能用了！」

我們離開廁所之前，我讓他吞下早晨要吃的藥。我一邊給他看藥盒、一邊問：「明天是星期幾？」

他用疲倦的語氣對我說：「桑狄普，拜託不要監督我。」

「爸，今天是星期幾？」

「今天是星期幾？我不知道，」他盯著掛在牆上的月曆，「今天是星期幾？」

「你告訴我。」

「星期五？」

我搖頭。他說：「星期一？」

「不是，今天是星期六，因為我今天不用工作。所以你明天需要吃哪一格的藥？」

他指向最左邊的格子。

「那是星期一。我們說的是明天早上。」

他放棄了，對我說：「我不知道。」

「星期六之後是星期幾？」

「星期日。」

「所以你明天要吃哪一格的藥？」

他終於指著正確的格子說：「這一格。」

我告訴自己要有耐心，這件事確實令人困惑。每個星期都像圓圈一樣不斷循環，藥盒卻呈直線。我們理所當然認為，我們的腦能瞭解這些截然不同的概念。但我們之所以能輕鬆瞭解，只是因為我們的腦發揮作用。我提醒自己，要感激我的腦還在正常運作。

回到臥室，父親已經洗好澡、也刮好鬍子，看起來放鬆很多。

他輕快說：「所以，你今天有什麼計畫？」

「沒有計畫，爸。我會待在這裡幾個小時。」

「你是說待在這裡陪我？」他露出頑皮的微笑說：「天哪，我真是走運。」

我笑著說：「你心情很好。」

「見到你，讓我心情很好。」

「那我應該更常過來。」

他愉快大喊：「對，你說得沒錯，年輕人。」

他的腰上圍著一條浴巾，開始站著穿上平角內褲。

「不行，坐下來。坐下來穿你的……停！」

他大吃一驚問我：「怎麼了？」

「你把兩隻腳都放進同一個洞。」

「放進同一個洞？」

「對，你不能這麼做。」我讓他坐在床上，並叫哈雯德過來幫忙。她出現之後，要我讓開；她會幫父親穿衣服。她提醒我，她已經做這件事一年多了。

父親穿好衣服後，我扶著他下樓。我站在他背後，雙手待命，而他向前傾身，兩隻手都抓著欄杆，慢慢走下樓梯。

「這些樓梯會是問題，」拉吉夫的聲音從客廳傳來：「這棟房子一直都不適合患有腦部疾病的父母居住。」門鈴很快響起，拉吉夫走去打開前門。按門鈴的人是家訪護理師芭芭拉。父親出院時，我們已經預先安排一位家訪護理師過來評估父親的房子。她提著皮包走進門廊，看著客廳，立刻開始觀察這棟房子。哥哥請她在餐桌旁坐下。

我們談論大約半小時，父親則靜靜坐著聽我們說話。芭芭拉告訴我們，聯邦醫療保險會支付居家照護費用，包括父親顯然符合資格的物理治療，但只會短期給付，直到他的狀況好轉為止。如果需要長期給付，父親就需要申請聯邦醫療補助。如果要符合經濟狀況的資格條件，我們必須開立信託帳戶，以合法規避他的資產稅。即使如此，我們也需要等待一段時間，而且不論如何，她都無法保證我們能夠讓哈雯德繼續擔任主要照護者，至少不會是全職。我們三兄妹已經有共識，對於哈雯德與父親培養出的這段關係，我們不會做出任何破壞它的決定。於是我告訴芭芭拉，我們不會選擇聯邦醫療補助。

芭芭拉詢問父親在跌倒之前的狀況。我跟她說，直到一個月前，他都會獨自一人在社區內散步，甚至開車載著哈雯德一起去喬氏超市。她用不可置信的眼神盯著我，輕聲說：「不用我多說，你們應該馬上拿走他的車鑰匙。」

我們在父親摔倒之前，就決定這麼做了。在他的所有子女中，我是頑抗最久的人，即使我們逐漸減少允許他開車的距離，但我一直希望能保留他的自由。轉捩點是他摔倒前大約一個月，當時他開車行駛在一條繁忙的路上，卻向從來沒學過開車的哈雯德，詢問哪個是油門、哪個是剎車。兩週後，他在倒車出車道時，撞到鄰居的車。（他否認自己做過這件事。）在那之後，拉吉夫就決定賣掉父親的奧迪老車。

我帶芭芭拉上樓檢查父親的臥室。她指出潛在的滑倒風險，例如廁所地毯，並提供一張預防絆倒和摔倒的檢查清單。她說，我們需要在淋浴間安裝扶手，並在父親洗澡時注意他的狀況。至少在他恢復力量和平衡之前，不能將他單獨一人留在廁所。我告訴芭芭拉，不論是父親或哈雯德，都不會滿意這項計畫。於是她說如果情況允許，她會申請一位男性看護來協助父親洗澡，但等待名單很長；這是最難滿足的居家照護需求之一。

她問我：「他多久洗澡一次？」

我回答：「只有一次。」

她帶著期盼的語氣說：「一週一次？」

我強調說：「一天一次。」

芭芭拉離開前表示，她會盡量申請多項居家服務，包括物理治療和職能治療，不過預算很緊，她也無法做任何承諾。她說，不論如何，都會有人在下週一聯絡我們。（最後父親獲得一位女性淋浴看護，大約每週過來一次，直到後來他解雇對方。另外還有一位物理治療師進行居家治療，大約每兩週一次。）

芭芭拉和拉吉夫走出去之後，我也起身離開。我站在前門向父親說：「你會每天散步嗎？」

他回答：「不會。」

「那你會每兩天散步嗎？」

「會。」

「好，那我每兩天過來陪你一起散步。」我提醒他，現在是關鍵時期。如果他想要好轉，就必須積極參與自己的身體復健。我說：「記住，人生就是一場奮鬥。」我們兩人都笑起來，因為這提醒我們（或者只有提醒我）：我講話聽起來就跟他一樣。

需要持續的心智和社交刺激

接下來幾個月，父親的狀況確實逐漸好轉。他很快就能自己走去廁所，最後也恢復到能在社區裡短距離散步。儘管他不記得自己當時摔倒的細節，甚至不記得自己有沒有摔倒，但他確實有幾個星期都害怕出門。因此，他一定記得某些事，即使他無法告訴我是什麼事。

然而，儘管他的身體有所好轉，但他的心智仍然繼續惡化。到了那年夏天，他開始出現古怪的妄想，這些妄想直到他過世，都以各種形式伴隨著他。

「希克斯維爾鎮有普薩研究所嗎？」某個週日下午，蘇妮塔傳訊息給拉吉夫和我：「我覺得爸的意思一定是圖書館。我找到一間圖書館在耶路撒冷路上，離他家一點七英里。你們有人能帶他去那裡嗎？」

「普薩研究所在新德里，」拉吉夫回答：「他以前在那裡工作過。」

這已經成為新的日常規律：父親每天下午從午睡醒來後，就會堅稱自己需要去馬圖拉路的普薩研究所。然後，他會在半夜起床，堅持要刷牙或淋浴，因為有印度人從印度過來，並定居在附近的住宅區，他想去拜訪對方。大多數夜晚，他會跟我說他想回家。

「爸，你說你想回家是什麼意思？這裡——」

「桑狄普，我說我想回家時，你應該知道我想去哪個家。」

「但你住在這裡。」

「才沒有！」

「那你住在哪裡？這些是媽的照片。這是你的電腦。」

我們不知道硬膜下血腫是否擴大，但我們不想再次進行電腦斷層掃描來確認。（如果血腫真的擴大，我們能怎麼辦？）或許那次頭部創傷加速他的阿茲海默症，我曾在文獻中讀到這種事可能發生；或許他的失智症只是按照它本身的步調逐漸惡化。不論原因是什麼，我知道父親的精神病都預示著糟糕的預後。在文獻中，一項又一項研究顯示，如果失智症病人出現幻覺或妄想，會提高失能、機構安置及死亡的風險。

那年夏天也冒出其他怪事。父親對冷熱的感覺變得不對勁，這或許是因為病程正在侵襲他的下視丘，也就是負責控制體溫的腦部區域。他會在室外氣溫攝氏三十八度時，穿上毛衣和外套。哈雯德將他的冬衣藏在地下室，以免他中暑。

其他行為也同樣古怪。他會讓哈雯德的表親載他去銀行，檢查自己的帳戶餘額和收支，其中大部分收支都不是他經手的，而且他一項也不明白。有時他會待在那裡好幾個小時，對銀行出納員大吼，要求對方解釋，而哈雯德和她的表親會在外面等著，或去附近購物。「這段時期最糟糕，」拉吉夫說：「因為他以為自己能理解，但他不能。」

精神科醫師古普塔建議我們，向一位他很尊敬的老年精神科醫師希庫泰拉（Angela Scicutella）尋求第二意見。於是在二〇一九年七月末的一個炎熱午後，哈雯德和我帶父親去見希庫泰拉醫師。我們把車停在皇后區的一處破舊地區，附近房屋有鐵絲網和生鏽的敞篷小貨車。我們走進一棟搖搖欲墜的建築，搭電梯上樓去希庫泰拉醫師的診所。她在等待區親自迎接我們，再帶我們到後面。她是一位身材纖瘦結實的中年女性，留著棕色短髮，行為舉止直接得令人愉快，至少跟古普塔醫師相比是如此。她的辦公桌上最顯眼的擺飾是一件塑膠人腦模型，當父親坐在哈雯德和我之間的小沙發時，這件模型就放在我們前面。父親在互相介紹時很有禮貌，但我看得出他只想回家。

希庫泰拉醫師開始問診，她先詢問父親的近期病史。我跟她描述父親在三個月前的跌倒事件、後續手術、以及他近期出現偏執和妄想的病史，包括他相信三年多前過世的母親依然活著。希庫泰拉醫師用同情的語氣，喃喃說：「噢，天哪。」父親一直保持安靜，中途只打斷我們一次，詢問我們在談論誰。

「我們在談論你，爸。」

「他說『我們在談論你』時，你覺得可以接受嗎？」希庫泰拉問：「這讓你有什麼感覺？」

父親說：「我不知道。」

她問了父親幾個私人問題，但他的答案都很荒謬。他說我們是在一九四七年印度分裂期間搬到美國。他宣稱自己有兩個女兒，而不是一個。其中一個女兒名叫蘇妮塔，只有十四或十五歲。

「博士，請問你幾歲？」

「三十二。」

「你的工作是什麼？」

他迅速回答：「我忘了。」

「你從事細胞遺傳學，爸。你還有寫書。」

他開始笑：「他想要恭維我呢。」

我們談話時，我注意到父親的下巴一直做出重複動作。我有陣子以為這是其中一種情緒穩定劑的副作用，但希庫泰拉告訴我，失智症病人經常出現固著行為（perseverative behavior），例如撫摸皮膚或磨牙，這可能是額葉功能障礙的表徵。她說，固著行為很難停止，部分是因為病人通常沒有覺察到這類行為，而且幾乎對這類行為的破壞性影響缺乏病識感。舉例來說，你可以讓他們在手上抹護手霜或戴手套，但病人依然會出現深深的撕裂傷，有時甚至需要用抗生素治療傷口感染。

在進行認知檢查時，父親說今年是一九三九年，然後說現在是九月。他能夠在對方說「香蕉」、「老虎」、「誠實」後立刻複誦，但三分鐘後，就記不得任何一個詞（不過他在稍微鼓勵之後，成功想起「香蕉」）。他也成功複述片語「上方、遠方、下方」。他看到圖片時，能夠說出鉛筆、手錶、王冠的名稱，但其他圖片只讓他說出不具體的答案，例如「家具」、「動物」、「鳥」。他的語意知識已經惡化。他回答一枚五美分硬幣的價值等同十美分。

希庫泰拉要求他寫一個句子，正如戈登醫師在四年多前要求的一樣，但現在的結果大不相同。

他暴躁說：「什麼句子？」他已經待在那裡將近一小時，耐心即將告罄。

希庫泰拉回答：「你決定吧。」

「女士，我不懂妳的意思。要寫關於什麼的句子？」

「我希望由你決定。不論你腦中想到什麼都可以。」

父親盯著那張白紙將近一分鐘，然後說：「我不知道你想要我寫什麼。」

「什麼都可以，爸。只要寫下你腦中浮現的任何——」

他打斷我：「好了，我不要寫。」然後把那張紙推到一邊。於是我們繼續下一項。

父親的病情顯然從去年冬天去看戈登醫師之後，就迅速惡化。我曾讀到文獻，有人開發出可在顯著腦損傷發生之前，就偵測出早期阿茲海默症的血液檢驗。這些檢驗會在症狀變得明顯之前，偵測 β 類澱粉蛋白和 τ 蛋白在血清中的蹤跡。專家預測，這些檢驗最後甚至或許能夠供居家使用。但這類檢驗顯然會帶來風險，例如雇主和保險業者的歧視、親友的羞辱、下游驗證的成本及負擔。但在那個七月下午，我能明顯感受到早期偵測失智症的效益。如果我們早點知道父親的病症，他就可以更早退休，與母親共度更多時光。他可以在心智依然清醒時，與我們討論臨終規劃的問題。然而，他在這類討論中保有話語權的機會，早已消失。

正式檢查完成後，希庫泰拉醫師拿起一顆海綿球丟給父親，但父親沒有任何反應。他不知道該拿地板上那顆球怎麼辦，所以希庫泰拉請他丟回來給她。父親照做了。希庫泰拉接到球，又丟回去，然後父親接到球。這顆球在辦公桌上方來回丟來丟去。我很快注意到父親正在微笑。

他們繼續拋接球時，希庫泰拉告訴我：「我們認為，不論疾病在哪個階段，心智和社交刺激都有效。」儘管父親遺忘許多事，但他顯然還沒忘記怎麼拋接球。希庫泰拉又說：「我跟所有病人都會進行這個活動。這有益於手眼協調，也能讓他們參與活動。」

她建議，為了促進父親在生活中參與更多活動，或許幫他報名一個日間課程，是值得的做法。當地就有幾個不錯的課程，一個位於格林威爾的猶太社區中心，另一個位於威斯伯里的長島阿茲海默症基金會，就在父親家附近。日間課程會讓他有機會玩遊戲、聽音樂、認識其他病人並與他們互動。

當我懷疑父親是否願意遵照這項計畫時，希庫泰拉說：「許多人都會說：『我母親不習慣參加活動』、『我父親不愛社交』。不過，他現在就在配合我。或許這是因為我穿著白袍，我理解，但我也遇過把球推遠的病人。至少他正在嘗試。」她希望，如果父親的日常生活多一點活動，或許可以阻止他發作意識不清的症狀。在那之前，她會開立抗精神病藥物思樂康，每天早中晚各服用一次。

她轉頭問父親：「你能接受我們討論的一切嗎？」

父親思考一下才說：「你跟我說了好多問題和答案，」這是在總結他那天下午的經驗，「我唯一的問題是，這會有用嗎？」那個老科學家一針見血的思辨能力，依然留有一絲痕跡。

「我會努力讓你過得比較舒適，博士，」希庫泰拉回答：「我建議你去參加課程，做一些運動，讓你不要一直待在家。」

他問：「需要出門好幾天的課程？」

「不是，只要一週參加一兩次就好。」

父親聳聳肩，「在我看來，這很可笑，但妳可能覺得不一樣。我唯一的問題是，這會有幫助嗎？」

改不了的固著行為

幾週後，在一個傾盆大雨之後陽光普照的日子，我開車到父親家，接他去威斯伯里的長島阿茲海默症基金會，參加第一次日間課程。當天早上，哈雯德為他穿上灰色細直條紋西裝，搭配變形蟲花紋的領帶，看起來很時髦。經過熱情鼓勵之後，父親似乎很期待這次體驗。哈雯德也抱有很高的期望，特別是這項課程能讓她每週三次、擁有三小時的喘息時間。

長島阿茲海默症基金會位於廉價汽車旅館及橄欖園餐廳附近的繁忙大街上。我們在門廳等待服務人員帶我們進去時，我隨手翻閱互助小組和陪伴服務的宣傳冊子。不久之後，一位戴著眼鏡的社工梅莉莎出來，帶我們去會議室，她為我們送上咖啡，並向我們簡單介紹這個基金會。當父親想要吸塑膠攪拌棒上的咖啡時，她露出微笑。她做完介紹後，給父親、哈雯德和我各一份資料手冊。父親大聲讀出來：「長島阿茲海默症基金會。」他將手冊插進他帶來的一疊紙裡。

由於我事先已經透過電話，向梅莉莎告知父親的病情，所以她帶我們到進行課程的大廳。那裡有三個房間在使用中。在第一個房間，輕度失智症參與者坐在一張大桌前玩填字遊戲。一名看護四處巡視，檢查參與者的進度並給予鼓勵：「乾淨得像是——」、「靜水深流——」門口附近的桌上擺著幾疊書和更多填字遊戲。這個房間看起來像任何安養院裡的賓果室。梅莉莎說：「我們不認為這個房間會是最適合的選擇。」

在隔壁房間，老年參與者佝僂著身體，坐在輪椅上。這個房間沒有聲音和動作，只有一名看護靜靜坐著，不過現在他向我們揮手打招呼。這個房間令我想起祖母生前最後兩年住的失智症病房。聽到梅莉莎說父親被分配到第三個房間時，我鬆了一口氣。

我們進入第三個房間，一位年輕的諮詢顧問茱麗葉歡迎我們。她的穿著並不正式，是紅色運動套裝搭配球鞋，頭上還綁紅色頭巾。她向我們自我介紹，說她在這個中心工作一年，但她從事居家健康照護和失智症陪伴服務已將近六年。她語調輕快的說：「我們在這裡做很多事，」並請父親坐在一張長桌旁的座位，「聊聊天、放音樂、看影片。我們可以進行展示和講述活動。」

當天早上他們正在進行「藝術治療」：用蠟筆為動物圖案著色。有人遞給父親一張火雞圖和一支棕色蠟筆，要他為這張圖著色，還提醒他只能在輪廓線內上色。父親拾起蠟筆，但似乎不確定該怎麼做。他用蠟筆畫了短短一條線，然後放下筆。

我努力鼓勵他說：「爸，這對你有好處。」

「加油，博士！」茱麗葉大聲說：「你可以把這張畫送給孫子。」

在父親的堅持下，哈雯德坐在他旁邊，然後他終於開始著色。我們踏進走廊時，茱麗葉小聲說：「我們盡量不鼓勵看護在場，這樣他才能完全靠自己。」

我帶著歉意說：「他似乎對這個活動不太感興趣。」

「他可能是在保護自己，因為他不知道該怎麼做，」她說：「他喜歡體育活動嗎？

我們可以改成給他一張洋基標誌的圖。」

「他以前是科學家，」我解釋說：「我不確定他能不能理解其中的意義。」

我們回到房間，此時父親已經放下蠟筆。有人在他面前放了一隻泰迪熊，其中一位看護正在問他，是否想要抱泰迪熊。他說：「桑狄普，我覺得我們該走了。」

「爸，我們試試看嘛，」我勸道：「他們有很多活動。」

茱麗葉問他，還有什麼活動是他可能喜歡做的。

我提出建議：「他很擅長數學。」然後說：「爸，二十七加十八是多少？」

「什麼？四十五。」他很快就給出答案。

茱麗葉說：「那我們試試看其他活動。」她微笑坐下，拿出一個 iPad，然後開啟一個算術應用程式，「你可以幫我做一些數學題目嗎？」

父親說：「什麼？」

「我不是很擅長數學，你可以幫我嗎？」

「如果你不懂數學，問題不在我身上。有很多老師可以幫你。」

「但我希望你幫我。你兒子說你很聰明。你可以幫我做這道題目嗎？負四乘負三是多少？」

「十二。」

應用程式上的鈴聲，代表他答對了。「很好！接下來，八十一除以九是多少？」

他們又做了幾道題目，大部分題目他都答對了，但他也愈來愈煩躁。他問：「為什麼妳要一直問我這些題目？」

茱麗葉回答：「因為你應該要教我數學。」

他大喊：「免費教妳？」

我之前注意到茱麗葉在手機上播放一些節奏藍調音樂，於是提起父親喜歡聽馬文・蓋（Marvin Gaye）。在我的要求下，她播放〈性感治療〉這首歌。

氣氛幾乎立刻就變了。父親原本雙手交疊、翹著腿，以煩躁的姿態坐在那裡，但他很快就隨著音樂愉快點頭。茱麗葉請他跳舞。起初他拒絕，但在我們鼓勵之後，他終於站起來。他僵硬伸出雙手，讓茱麗葉抓著他的手，帶著他四處搖擺。這首歌唱著：「寶貝，我無法再隱藏多久了……愈來愈強烈……」茱麗葉說：「看吧，你正在學習一些跳舞動作呢。」茱麗葉舉起雙臂旋轉一圈，與父親擦身而過。「非常好，小姐，」父親喃喃說：「妳真會跳舞。」

這首歌結束後，茱麗葉努力讓父親再次參加藝術與手工藝活動，但他說自己累了。

我心想，最好讓這次課程在高潮時結束，所以等茱麗葉為父親畫好一隻蝴蝶後，我們告辭離開。

父親回到我的車上之後，一直沉默不語。我問他：「所以你不喜歡這個地方嗎？」

他回答：「不喜歡。」

我發動引擎，倒車出停車格。

他問我：「這個地方叫什麼？」

我將他之前塞進那疊紙的資料手冊，遞給他。我問他：「上面寫什麼？」

他說：「長島……基金會。」他跳過「阿茲海默症」這個詞。

「那是什麼？」

他搖搖頭，把資料手冊放到我膝上。他再次說：「長島基金會。」

我轉彎進入主幹道，駛向父親的家。「那你想要下週再試試看嗎？」

他舉起手，要我別再說了。

「爸，拜託。不要這麼快就放棄。她是個好女孩，她還跟你跳舞。」

「她是個笨蛋！」他尖酸刻薄的說：「她連簡單的數學都不懂。」

十三、你是我的家人

阿茲海默症經常分成七個階段。父親在二〇一四年夏天搬到長島時，處於第三階段（輕微衰退）。這個階段的病人已經有認知障礙，他可能無法像從前一樣勝任工作，或是可能忘記姓名或擺放個人物品的位置。儘管正式檢驗可以偵測到這種障礙，但家人的日常觀察往往無法辨別阿茲海默症和尋常的老年認知變化。

父親的病情從這個階段開始持續惡化。到了二〇一五年和二〇一六年之際的冬天，就在母親過世前，他的病情已經是第四階段，亦即中度失智症。那時他已明顯出現阿茲海默（或者更有可能是混合型）失智症的症狀：短期記憶喪失；無法管理財務或支付帳單。他開始忘記近期經歷的重要細節。

母親過世後的幾個月內，他就達到第五階段（中度至重度失智症）。失去人生伴侶後，又陷入社交孤立，無疑加速他的衰退。第五階段的病人開始需要有人幫忙進行大多數日常活動。他們很難穿著得體，往往無法獨自出門散步，因為會迷路。病人也可能出現偏執妄想和定向障礙。父親對我們三兄妹的動機感到猜疑，特別是在財務方面。他也對自己遇到的困難和日常協助的需求，完全缺乏病識感。然而，他依然能夠進行日常生活的基本活動，例如獨立洗澡及如廁。最重要的是，他仍然認得自己的家人。

父親摔倒並住院之後，很快進入第六階段。在這個階段，他需要有人持續監護。有時他似乎不知道自己在哪裡。看照片時，除了最親近的朋友和親戚之外，他無法認得照片上的其他人。只要天色暗下來，他就去睡覺，這或許是因為控制睡眠清醒週期的腦部中樞已經受損。他也開始出現尿失禁的症狀，夜間頻繁尿床，所以需要穿尿布。

到了二〇二〇年秋天的新冠肺炎疫情期間，他開始會遊走。這是腦部退化帶來的結果，大多數失智症病人最後都會出現遊走行為，但我不禁會想，他一直想去其他地方的渴望，也反映出他很懷念從前自己能夠獨立生活的時光。雖然到長島定居，與兒子住得很近，但他從未快樂過。他為自己和母親制定的晚年計畫已經分崩離析。儘管他生性謹慎、善於預測又富有遠見，但即使是他，也料想不到自己的身體和心智衰退過程，或是自己的子女會改變得這麼多，無法遵守我們曾立下的承諾。

第七階段是阿茲海默症的最終階段，這個階段的病人基本上，在日常生活的每個層面都需要幫助。他們失去對周遭環境做出反應的能力。他們往往也失去吞嚥或控制口腔分泌物的能力。他們很難站起身，所以會發生褥瘡和泌尿道感染；或者他們會摔倒並骨折，然後臥床不起及染上肺炎。我經常想起聖路易華盛頓大學的戴伊醫師跟我說的話。「所有失智症在最終階段看起來都很像，」戴伊當時說：「整個腦部都會受到影響，病人通常都沒辦法講話了。」

末期失能的最終順序，似乎與幼童最初發展里程碑的順序顛倒。隨著腦部最基本的神經網路逐漸抹去消失，這樣的失能順序也符合我們的預期。正如申克（David Shenk）在文筆精湛的著作《逐漸遺忘》中寫道：「阿茲海默症破壞腦部的順序，幾乎恰好與腦部從出生起發展的順序顛倒。」起初，病人無法再獨立行走，然後他們不再能獨立坐起身，接著他們失去微笑的能力，最後他們無法舉起自己的手。

我們三兄妹都不想見到父親的病情惡化到這個最終階段，但我們願意做什麼來避免這個結局呢？

阿茲海默症第七階段

二〇二〇年十月，父親正在準備去「車站」，搭火車去印度坎普爾，見自己的母親和哥哥蘇瑞吉。他拿出行李箱，衣服四散在床上。經過這幾天的瘋狂狀態，父親家又亂成一片。

我再次對他說：「爸，根本沒有火車。」

他大吼：「有火車！」

他穿著平角內褲和白色圓領運動衫，從客廳窗戶往外張望，好像在進行某種偵查工作。那一刻，他看起來已經完全瘋了。

他對哈雯德大喊：「我的褲子在哪裡？」

她的聲音從廚房傳出來：「跟他說褲子送去乾洗了。」

我說：「褲子送去乾洗了。」

他很懷疑，問我：「你拿去給他們乾洗？」

我說：「對，但乾洗店沒開，今天是星期日。」（其實是星期二。）

他轉向哈雯德說：「我沒有其他褲子嗎？」

她回答：「沒有。」（至少地下室以外的區域沒有，她把一箱箱衣服都藏在地下室，以免父親出門。）

他很惱火，轉身離開。「那我就這樣去。」

我從沙發站起來，開始害怕我需要制伏他，「爸，我真的很擔心你。我不能讓你就這樣出去。」

「桑狄普，你擔心卻一直坐在這裡！一直擔心又擔心——」

「爸，外面在下雨。你真的知道自己要去哪裡嗎？」

「我需要另一件襯衫，哈雯德。快點，我們出發！」

「我不要去，」她說：「我跟你講十遍了，我需要煮晚餐。你想去哪就去哪，但我要留在這裡。」

父親轉向我，語氣放軟，「桑狄普，你會陪我一起去嗎？」

「除非你跟我說你要去哪裡，爸。我不知道你要去哪裡。」

「我跟你說過，就是車站。」

「你想在車站做什麼？車站是火車——」

我還沒說完，他就大吼：「好，那你不要去！你這個人真的很糟糕！」他用嘲弄的語氣重複我剛才說的話：「你想在車站做什麼？」他命令道：「叫計程車，小哈。要他們現在過來。」

哈雯德舉起手機說：「我剛才打過電話了。他們說晚上不派遣司機。他們早上才會再次開始派遣。」她瞥我一眼，悄聲說：「也許你可以帶他去坐車兜風一下。」

他大吼：「你們在說什麼？」

她說：「沒什麼，叔叔，我們只是在閒聊。」哈雯德很無奈，然後回到廚房準備晚餐。

父親也無法免於產生遊走的衝動。三分之二的失智症病人最後都會遊蕩。沒有在二十四小時內找回的失智症病人，將近半數會面臨重傷或死亡的命運。

二〇〇七年，日本大府市有一名罹患重度失智症的九十一歲男子，平常是由身體欠佳的妻子照顧，結果他從家中出門遊走，被行駛中的火車撞死。東海旅客鐵道公司以多班火車取消或延誤為由，向那名男子的家屬提起訴訟，要求賠償損失。法院判決該公司可獲得七百二十萬日圓（約六萬五千美元）的賠償。儘管這項判決最後由日本最高法院駁回，但此案使日本全國開始討論失智症照護問題，而日本是世界上，中老年人口最多的國家之一，失智症人口的比例也最高。

二〇一四年，日本政府推出「橘色計畫」，採取一系列措施，來為失智症病人提供永續的長期照護。有一項計畫是以社區為基礎的「SOS遊走者網路」，目的是監測失智症病人的行動，並降低遊走行為相關風險。其他策略包括GPS和無線電頻率追蹤裝置，以及貼在病人指甲上的防水條碼貼紙，讓警察能夠獲取住家地址等個人資訊。這些技術引發各種道德問題，包括如何在確保安全的同時，也尊重隱私及尊嚴，而且因為失智症病人同意監控的能力減弱，這些問題又更加複雜。但在美國，這些議題並不是失智症相關討論的重心，因為照護遊走病人的責任仍然幾乎由家屬完全承擔。

等到哥哥下班過來，父親就坐在餐桌旁。父親已經稍微比較冷靜，但依然堅持自己需要去搭火車。

「爸，是去哪裡的火車？」拉吉夫說：「坎普爾？你真的知道坎普爾在哪裡嗎？」

父親挖苦說：「你又回到同樣的問題來測試我。」

「坎普爾那裡有誰？」拉吉夫抬高聲音說：「那裡根本沒人了。大家都過世了！蘇瑞吉、卡利、蘇米特拉、媽，他們都過世了。我們是唯一活著的人。你、我、桑狄普和蘇妮塔。」

我也加入批評父親的行列，對他說：「你把家裡弄得亂七八糟，還把照片從牆上拿下來。」因為他撬開掛照片的釘子，所以牆上留下好幾個洞。「看！」我打開地上的行李箱，一大堆衣服從裡面爆出來。「你弄亂自己的衣服，它們原本放得好好的。」

「是哈雯德做的。」

「你強迫她做的。」

「我沒有。」

「你有，叔叔，」哈雯德坐在樓梯上說：「你那時想要打我。」

困在認知偏誤中

回首過去，我經常思考為何我要一直跟父親爭論。我想，大部分原因是出於尊重。我想要相信他可以理智行事，進而可以對理性做出回應，即使他的行為似乎不理性又無意義時，我也想要相信。還有一部分原因顯然是出於否認。儘管我身為專業醫護人員，非常瞭解他的疾病是怎麼回事，但身為兒子，我仍然期盼他會有一定程度的病識感或恢復。當然，我也困在特定的認知偏誤中。就像精神病人的大多數親友一樣，我不知道除了理性辯論之外，還能夠怎麼溝通。

我撿起桌上的一本黃色便條紙簿，用一副權威的口吻說：「爸，你住在哪裡？」

「我住在哪裡？」他輕聲回答：「法戈市。」

「你住在法戈市？那這裡是什麼地方？」

「這裡位於法戈市。」

「不，這裡是紐約，是希克斯維爾鎮。這棟房子是不是你的？」

「我不知道。」

「這是你的房子。大家都住在自己的房子，對不對？我住在哪裡？」

「住在你的房子。」

「對，住在我自己的房子。哈雯德住在哪裡？住在你的房子。」我搶在他忘記我的論點脈絡之前，趕緊繼續說：「因為她沒有自己的房子，她跟你一起住在這裡。好，你之前問我：『我的目的地是哪裡？』就是這裡。如果你在其他地方有事需要處理，你可以去那裡，但你在坎普爾沒有事需要處理。你在法戈市也沒有事需要處理。你沒有其他地方可以待。」

我在一張紙上匆匆寫下一些指示，然後遞給他。

「所以，如果我從這裡需要——」

「讀第一點。」

他盯著那張紙，然後讀出聲：「你不能去坎普爾。你不能去法戈市。這裡是你的房子。」

「這裡是你的房子，」我迅速繼續說：「如果你想要我帶你去大西洋城度假一下，我可以做到。」他搖搖頭。「你想要去明尼亞波里斯探望蘇妮塔嗎？」我知道他不想，他也再次搖頭確認這一點。「所以，你的目的地是哪裡？你的目的地是這裡。」

「所以如果我去坎普爾，我會回到這裡嗎？」

「不論你去哪裡，你都會回到這裡，因為這裡是你的家。可是坎普爾那裡什麼都沒有了，爸。那裡又髒又熱，而且沒有乾淨的廁所設施。你離開坎普爾來到美國，現在你想要回去？」

他點頭，似乎終於明白了。他又再次讀那張紙：「你不能去坎普爾。你不能去法戈市。」

「因為你在那裡沒有事需要做。」

「但如果我需要去那裡，我要怎麼去？」

「如果你一定要去坎普爾，那你要搭飛機，但是你不需要去。你覺得你可以自己搭飛機嗎？」他搖搖頭。「所以你不能去那裡。別再收拾行李了，這是你的房子。我們把這張紙掛在牆上，這樣你就不會忘記了。」

他再次讀那張紙：「你不能去坎普爾。你不能去法戈市。」

「因為你在那裡沒有事需要做。還有什麼問題嗎?」

「沒有,這個寫得很清楚。」

「所以,你還要繼續收拾行李嗎?」

「要。」

「為什麼?」

「收拾行李去坎普爾。」

「這裡寫什麼?」

「『你不能去坎普爾。』對,你說得對。我懂了。」

「還有問題嗎?」

「如果我從這裡出發,可以帶一點零食嗎?」

「要去哪裡?」

他遲疑著說:「哪裡都可以。」

「可以,如果你想去我家或去散步,就沒問題,可是你沒有其他地方需要去。你瞭解嗎?」

他轉向哈雯德說:「從這裡出發的話,我們要帶什麼東西?」

「什麼東西都不用帶！」她大叫：「這是我們的房子！我們要待在這裡。他已經跟你解釋兩小時了。」

「你已經罹患失智症，爸，」拉吉夫說：「這是其中一個症狀。它會一直告訴你去某個地方。」

「但你哪裡都不能去，」我說：「因為我會想你。」

此時他的呼吸變得粗重。「你會想我？」他幾乎說不出話，然後忍不住哭出來。

「我當然會想你，我是你的兒子。」

他很快恢復鎮定，然後說：「桑狄普，我從這裡出發時，該怎麼——？」

「那張紙上的第一點是什麼？」

「你不能去坎普爾。」

「繼續唸。」

「你不能去法戈市。」

「還有呢？」

「這是你的房子。」他又讀出下一行：「你會待在這裡，直到永遠。」

迅速消逝的尊嚴

到了二〇二〇年和二〇二一年之際的冬天，父親基本上已經臥床不起，每天有將近十六個小時，都待在樓上的房間。晚上不到八點鐘，我們就讓他睡覺，隔天早上九點之前不會起床。拉吉夫和我開始花更多時間待在父親家。扶他到樓下用餐，已經成為例行工作。父親起床之後，大概會在樓下待一兩個小時，午睡後再待一小時左右，然後如果他心情不錯，晚餐時間會在樓下再待一小時。他的食慾也逐漸下降。如果他吃了早餐，就會跳過午餐；如果他吃了午餐，有時就會跳過晚餐。他無法再吃一整片印度烤餅，只能吃半片。他喜歡甜味飲料，例如安素和果汁。

不論他原本還保有怎樣的尊嚴，如今都在迅速消逝。因為協助他下床需要花一些時間，他往往還沒走到廁所，就尿在睡褲上。我們最後決定讓他穿尿布，於是哈雯德堅持不懈，在半夜起床幫他換尿布，以免發生感染。她早上會為父親洗澡，淋溼他的皮膚並清理他的胯部。她也會為父親刮鬍，幫他修剪八字鬍和指甲。如果他不想被打擾，就會叫哈雯德「婊子」。

為了維持他的身體柔軟度，哈雯德幾乎每天都會要求他在跑步機上行走。然而，到了那年冬天，他連踏上跑步機都辦不到了。他會嘗試摸到扶手的位置，但他無法準確計算距離、並移動到後方的跑帶。如果哈雯德想要幫他，他就會推開對方。於是，跑步機在那年冬天也進入冬眠。

由於他無法獨立行走，所以遊走的行為、甚至是遊走的渴望，隨之消失。暴躁的脾氣也消失了。每當我用權威的口吻跟他說話時，他開始會退讓。等到雪季來臨，我們被迫長時間待在室內時，他也變得沉默寡言。

在長島阿茲海默症基金會的互助小組聚會上，我得知這種被動順從狀態在失智症晚期十分常見。「好幾年來，我母親會為任何事與我們吵架，」一名身材高壯的五十多歲婦女在某次聚會上回憶說：「現在她已經不知道怎麼吵架了。」當時我可以解釋說，父親腦中的情緒處理中心杏仁體正在退化。然而，眼看父親的暴躁脾氣、甚至他的情緒本身逐漸消失，就算知道這是杏仁體退化的結果，也沒有讓我苦樂交加的心情減弱半分。

夜晚還沒來臨，拉吉夫、哈雯德和我就已經筋疲力竭。父親會堅持要哈雯德睡在他附近，所以她開始在父親的床邊打地鋪。

父親會問她：「拉潔，妳睡了嗎？」

她會回答：「睡了。」

「要我幫妳拿水嗎？」

「不用，我很好。」

「妳有幫我做午餐嗎？我得提早去辦公室。」

「我明天早上會做的。」

到了早上，父親又會叫她哈雯德。但在半夜，她會成為已經過世的母親。

一生都在等待的時刻

耶誕節前的某個晚上，拉吉夫要我過去父親家通馬桶。他告訴我，過去幾週一直是他做這件事，但他需要休息一下。

我抵達父親家時，如同過去九個月那樣戴上口罩，然後哈雯德帶我上樓。

「怎麼回事？」

「他又把馬桶弄壞了，就是這麼回事！」她顯然很煩躁，對我說：「我已經努力通馬桶半小時了。鞋子上弄得到處都是。」

廁所裡，骯髒的馬桶水已經在磁磚地板上積聚成好幾個小水坑。我撿起馬桶吸盤，將它浸入馬桶裡。我壓抽時，褐色的水泛起陣陣泡沫。大約一分鐘後，我叫哈雯德拉動馬桶的沖水把手，同時我繼續通馬桶。許多小塊糞便立刻浮起來，流到地板上。我開始作嘔，並放下馬桶吸盤。

哈雯德覺得這個情況很好笑，開口說：「別管了，直接聯絡水管師傅吧。」

「下面有東西，」我說：「或許他把一整捲衛生紙都丟下去了。」

「別管了，」哈雯德說：「大爺（這是她對拉吉夫的稱呼）說他過來的時候會再處理。」

我說：「如果我都沒辦法處理，那他要怎麼處理？」我再次拾起馬桶吸盤，開始更用力壓抽。馬桶吸盤製造出響亮的嘔吐聲。骯髒的水滴四處飛濺。不過，就在我快要放棄時，水位突然下降，馬桶底部發出令人噁心的咯咯聲。再沖一次水之後，馬桶水變乾淨了。我再次作嘔。

哈雯德呵呵笑，「恭喜你，」她說：「你為自己省下一百美元。」

清洗之後，我走下樓，發現前門旁有一灘深黃色的液體。我們在修理馬桶時，父親又尿在地板上了。我迅速用一些衛生紙擦拭這灘尿。

接著，我把電視轉到CNN那臺，此時哈雯德帶父親上樓，他晚餐前需要小睡片刻。電視上，主播庫珀（Anderson Cooper）正在宣布關於新冠肺炎疫苗的最新消息，以及川普政府最近的公共衛生政策失誤。我坐下來看新聞，把腳放在咖啡桌上。

哈雯德回到樓下之後，去廚房準備晚餐。從流理臺上方的窗戶向外望，接近滿月的月光照亮白雪覆蓋的草坪。她開始切蔬菜，並將小扁豆倒進壓力鍋。「蘇妮塔一直跟我說，不要讓他睡那麼多，」她背對著我說：「等到她過來，就能親眼見到實際狀況。」

我問：「妳指的是什麼？」但我已經知道她要說什麼。

她放下刀，然後轉向我，一邊擦手、一邊說：「他活不久了。沒人知道還有多少時間。不論是兩個月或六個月或六週，只有老天知道。不論他的壽命注定有多長，那都是他在世的剩餘時間。不論我要做出什麼犧牲，那都是我即將要做的事。」

她再次轉向砧板。

我問她：「妳為什麼要這麼做？」

她開始哭泣，然後說：「我已經沒有別人了。」她並沒有看我。在她與我們相處的這五年時間，她的丈夫已經在印度過世。由於沒有綠卡，她無法回去參加丈夫的葬禮。她的孩子已經成年，目前住在加拿大。自從母親過世後，我們就成為她的家人。這段照護經歷交織著愛與恨、勇氣、憐憫和沮喪；長時間的辛苦工作，中間穿插著瘋狂行為、緊急事件，有時則是充滿愛的連結，而我們攜手共度這一切。然而，我們在一起的時光即將結束。

壓力鍋冒出一陣熱氣時，她開口說：「我把他當成父親。他會生氣、會想打我、會說很多可怕到讓我想摀住耳朵的話，但他也愛我。他想知道我就在他身邊。有時他會說：『小哈，如果我離開，妳會跟我一起走嗎？』」

她用手背抹去淚水。我問她，等到父親過世後，她有什麼計畫。她說她或許會去加拿大，住在其中一個女兒的家。

我突然感到一陣悲傷席捲而來，對她說：「我們還會再見面嗎？」

「當然！」她向我保證：「我們會打電話、會視訊。只要有愛，就會保持聯絡。」

我在七點半上樓，帶父親下來吃晚餐。他正側躺在幾個月前拿到的醫用病床上，臉緊靠著鋼製護欄。他戴著紅色鴨舌帽，八字鬍經過修剪，看起來依然比真實年齡年輕許多。我鼓勵說：「爸，你想下樓吃晚餐嗎？」但他說不餓，他想要再多休息一陣子。

我說：「好吧，那我就走了。」我今天的任務已經結束。

但他叫住我，開口說：「你可以多留一會兒嗎？」

我看了一下手錶。我的家人一定在等我吃晚餐。「爸，你有什麼想說的嗎？」

有片刻時間，整個房間寂靜無聲，只聽得到外面傳來剷雪機的低沉嗡鳴。接著他輕聲說：「你可以帶我一起走嗎？」

在他定居長島的這六年半時間內，他從未要求我帶他去我家。「爸，為什麼？」

他停頓一下，然後回答：「我想要道歉。」

「為什麼要道歉？」

「為……我犯下的錯誤道歉。」

「什麼錯誤？」他是在說馬桶嗎？

「很多錯誤……」

「今天的錯誤、還是你一生的錯誤？」

「今天的錯誤……還有我一生的錯誤。」

「不需要，爸，一切都很好，」我努力向他保證：「你不需要向我道歉。我沒有生你的氣。」

「求求你，桑狄普……我想向你……和其他人道歉。」

後來他過世以後，我常想起這個時刻。我依然不確定他想說什麼，或者他想為什麼事道歉。不過，這是我一生都在等待的時刻。一間安靜的臥室，一條籠罩積雪的街道，父親在此時道歉，這就是我一直想像的情景。

「好，那道歉吧。」

「道歉？」

「對。」

「好，我非常非常……抱歉。」

我立刻說：「我接受你的道歉。」

他的表情放鬆下來，「謝謝你。謝謝，我的兒子。」

「不客氣。」我打算離開。

「桑狄普，你可以陪我躺著嗎？」

我感到不可置信，大笑出聲，「爸，拜託，床上空間不夠，我沒辦法躺的！」

「有空間。」他轉身，吃力挪到床的中間。

「來吧……我們可以一起躺的。」

我繞過床，走到另一邊。那臺失去作用的跑步機，依然放在那裡。我拉下護欄，然後上床跟父親躺在一起。我打開平面電視，並開啟靜音。床邊桌上有一盞檯燈、幾個藥瓶、一捲衛生紙，以及我先前出於愚蠢的想法，而放在那裡供他瀏覽的幾篇科學論文影本。我漫不經心拿起其中一篇論文，並對父親說：「所以，你還想跟我說什麼？」

他悄聲說：「我愛你，小桑。」我不記得這輩子曾聽他跟我說過這句話。

「我也愛你。」

「我可以問你一件事嗎？」

「可以。」

「你可以過來陪我一段時間嗎？」

「當然可以，」我不由自主說：「但我現在得走了，我會再過來。」

「如果你可以的話，我會非常非常……」他努力搜尋適當的字眼，「抱歉，你是我的家人。」

「好。」

「而且我愛家人。」

我望向窗外。顆顆白雪從灰色天空中落下，壓彎冬青樹。我有個糟糕的感覺：這會是他最後一個冬天。

我說：「你還想說什麼嗎？」

他回答：「沒有了。等我再見到你……我會一直說一直說。」

「我們現在說吧，」我說：「誰知道我們什麼時候再見面。」

我打開檯燈，將他從前撰寫的一篇論文影本遞給他。他稍微有點興趣，對我說：

「噢，看看這個。」

「這是什麼？」

他笑起來，慢慢唸出標題：「小麥莖……銹病抗性的……族群分布圖。」

「是你做這項研究嗎？」

「不算是。」

「你以前研究小麥，對吧？」我指著論文中的一張圖，「這是什麼？」

「這是……呃……」

「這些黑色的東西是什麼？」

「這些東西？我不知道。」

「這些是染色體。拜託，你一輩子都在研究這個東西。」

「噢對，染色體。」

「這是什麼？你知道嗎？」

他遲疑著說：「這一定是小麥花。」

「對，這些都是小麥植株。你以前在溫室種小麥。」

「對。」

「你想念那些日子嗎？」

他聳聳肩說：「想念。」

「想念？」

「想念。」

「你喜歡工作嗎？」

「我喜歡……所有這些花和……你知道的……」

「你喜歡做研究。」

「對，我喜歡做研究。」

「你想念做研究的生活嗎？」

他點頭，「我非常想念。」

這是數個月以來我第一次發覺，父親並沒有不快樂。由於他的衰退變得令人難以卒睹，我曾在那年秋天最黑暗的時刻希望他會過世，但他的病情對我造成的痛苦，或許比對他造成的痛苦更多。他的世界縮小了，但他的渴望、他的觀點、他對有價值的人生所抱持的期待，同樣縮小了。我憑什麼說他應該對自己受限的人生有怎樣的感受？只要他認得我和愛他的人就好，或許這才是最重要的。

忘了你是誰

哈雯德進房間時，他說：「噢，妳來了，小哈。這是桑狄普。妳見過他了嗎？」

她看著我，然後微笑。她說晚餐準備好了，並問父親想要在床上或是去樓下用餐。

他說：「我會跟妳一起去。」

我有點懷疑，問他說：「你想要下樓？」

他回答：「對。」他想要下床。

我把助行器拿給他，然後我們一起協助他下床。他緊緊握住助行器，很快就沿著拉吉夫最近安裝的地毯慢慢行走。他花幾分鐘才抵達階梯，然後他停下來。他覺得累了。

他轉頭對哈雯德說：「我沒跟妳說過一件事，是跟桑狄普有關的事。」

她微笑說：「快告訴我。」

「他以前是最聰明的學生。」

「爸，拜託，」我不耐煩說：「我們走吧。」

我們協助他走下一級階梯，然後他又停下來。

「我有沒有跟妳說過，他是我最喜歡的孩子。」

哈雯德笑著大喊：「有有有！」

我搖頭，被他們搞得很糊塗。我們又協助他走下一級階梯。

「我很高興你過來，」他突然鄭重對我說：「偶爾……過來我家，這樣我們就能一起吃飯。帶著喜悅的心情過來……然後過夜。」

我意識到，自從他搬來長島，這六年半以來，我從來沒有一晚在他家過夜。我說：「好吧。」

「你保證？」

「對，我會留下來過夜。」

「一整夜嗎？」

「對。」

他開心笑出來。

哈雯德問他：「叔叔，你在笑什麼？」

「他說他要在這裡過一整夜。」

「為什麼不行？他是你的兒子。」

他大叫：「不，他不是我的兒子！」

「那我是誰？」

他看著我，用不太肯定的語氣說：「我覺得他是我姪子。」

十四、別擔心，一切都會好轉的

時間的鴉片沒有解藥，這適用於時光的一切事物：
我們的父輩在我們的短暫記憶中，找到自己的墳墓，
並悲傷告訴我們，我們會如何埋葬在後人的記憶裡。

——湯瑪斯．布朗爵士（Sir Thomas Browne），《甕葬》，一六五八年

二月底的一個寒冷週日午後，父親在電話中跟我說，他想出門吃印度煎餅。「外面在下雨，」我說：「你確定嗎？」他很確定。因為天氣寒冷，而且他愈來愈虛弱，所以他已經待在家裡兩個月，需要出門透透氣。

我們費力穿越印度煎餅屋的停車場，哈雯德和我各站在一邊扶著父親，冰冷刺骨的瓢潑風雨打在我們臉上。進入餐廳後，老闆見到我們時，顯得很驚喜。他戴著口罩，帶領我們走到平常坐的位置，我們也點了跟以往一樣的餐點。父親穿著綠色毛衣，他沒有

吃很多，但看起來很高興坐在餐廳裡觀察其他顧客。等我們回到車上的時候，天色已經暗下來。我們開車回家時，雨滴劈哩啪啦打在擋風玻璃上。

到了週三，父親無法從床上起身。當天早晨我過去看他時，他正在呻吟。他緊緊閉著嘴，不願意讓我將體溫計放到他口中。我嘗試給他安舒疼（Advil）和抗生素賽普沙辛（ciprofloxacin）。他先前曾用過賽普沙辛治療泌尿道感染，我以為他又復發了，但他拒絕吞下藥丸，不斷吐出帶著藥丸的白色黏液。我非常沮喪，對他說：「你吃完藥，我就讓你睡覺。」但父親半躺在床上，腳放在地板，雙手交疊著說：「我不會吃藥的。」

父親那天一直臥床不起，接著週四和週五也是如此。他喃喃咕噥又呻吟，不願意進食。哈雯德成功讓他吞下幾口芒果汁，除此之外，他什麼也沒吃。

等拉吉夫和我在週五晚間下班後到父親家時，他已經有整整兩天沒有吃任何固體食物。我努力強迫他吃一些布丁或至少喝一些安素，但這些食物都直接從他的唇邊流下來。我問他：「為什麼你不餓？」我開始感到恐慌。

哈雯德幫他回答：「他說有很多人坐著，他們不讓他喝茶。」

我打電話聯絡父親的家庭醫師巴爾萬（Sandy Balwan），她問我是否想帶父親去醫院急診室。不過，我們三兄妹已經決定不要這麼做。父親基本上已臥床好幾個月，食慾一直不振，體重也持續減輕。他無疑正在走向死亡，而醫院是我們最不希望他待的地方。

巴爾萬醫師建議採用安寧療護，這能幫助我們在家照顧他。安寧療護會著重於父親是否舒適；護理師會將嗎啡和其他藥物送到家裡，幫助我們在父親逐漸衰弱的過程中，處置他的症狀。我立即同意這個方案。儘管當時是週五晚上，巴爾萬仍說她會打幾通電話聯繫，確認是否能在這個週末安排一些協助。最起碼她會在下週，將父親加速轉介至紐約安寧療護網。

回想當時，我很驚訝自己居然這麼快就決定採用安寧療護。根據我的經驗，大多數家庭會拖延這種決定，先嘗試一兩輪的住院治療。我像父親一樣，通常會經過深思熟慮才做出重大決定（但跟我不一樣的是，只要他對棘手的問題進行過充分考量，就絕對不會躊躇猶豫）。然而，那天晚上我卻直接在電話中決定採用安寧療護。事實上，我甚至都沒有先跟哥哥討論，儘管我知道他會同意這項決定。

這六年半以來，我眼睜睜看著父親慢慢衰退，因此早已準備好做出這項決定。可是在那個週五晚上，當我努力強迫父親張嘴補充營養時，我其實無法真正理解這項選擇所代表的意義。

我們不想要苟活

由於父親已經臥床超過兩天，哈雯德和我決定帶他下樓，看看別的風景。我們費了一些力氣，才把他拉下床。他試探著把腳放在地毯上時，腿不斷顫抖，而他握著助行器時，手也不停發抖。我們最後成功讓他走到通往樓梯的走廊。「把手放在牆上，」哈雯德用旁遮普語，給予指示：「現在放開助行器，抓住樓梯扶手。」

他費力走下樓梯，每一級階梯都要停留一分鐘以上。我們一直扶著他。哈雯德指揮說：「把腳放在那裡。」父親這時給我的感覺，幾乎就像是他已經忘記如何行走、如何讓雙腿協調移動。

等他終於走到最後一級臺階時，他看到一件外套掛在自己的椅子上，立刻說：「那是誰的外套？」

「那是拉吉夫的，」我說：「他在等你。」

哥哥躺在皮革沙發上，正在講電話。他面無表情盯著我們，沒有起身幫忙，就好像我們正在做某件錯誤或愚蠢的事，但他決定什麼都不說。

「他的狀況穩定……」我聽到他說：「不，我們不知道接下來會怎樣……對，他現在看起來比三個小時前好一點。」

哈雯德和我讓父親坐進母親的躺椅，我抬起他的腿，脫下他的平角內褲，然後換上乾淨的睡衣，過程中他一直痛苦呻吟。「向後靠著坐，休息一下，」我說：「哈雯德會準備茶。」但我們剛把他安頓好，他就要求回到床上。這次他的腿完全沒有力氣，於是哥哥和我不得不將他抬上樓。拉吉夫舉起父親的腿，而我把手伸到父親的腋下。我們踉踉蹌蹌從客廳爬上樓、走回臥室，父親一直咒罵我們不尊敬他。

我們把他送回床上之後，哥哥說：「這是我們最後一次帶他下樓了。」我不清楚這句話到底是預言、還是命令。

我坐在床邊，努力將過去五天發生的事拼湊起來。週日下午，我才帶他去過印度煎餅屋。他是不是因為淋雨而感染肺炎？他有沒有可能發作中風？硬膜下血腫是不是擴散了？他有沒有可能染上新冠肺炎？身為醫師兼兒子，我急需知道原因。

那天晚上，我的妻子索妮雅和我們的女兒琵雅過來。索妮雅為父親做了一杯奶昔，但他完全不肯喝。索妮雅說：「你以前在法戈市有一棟房子，院子裡有許多樹，美麗的椴樹。」她試圖引誘父親說話，但父親一直在熟睡。只有琵雅跟他說話時，他才會短暫甦醒。父親勉強說：「她很……漂亮。」然後就再次閉上眼睛。

缺乏營養補充，顯然讓他嚴重脫水。我猜想或許這就是他上樓時虛脫的原因，而我也開始對安寧療護的決定感到猶豫。哈雯德建議：「如果水分是問題所在，你們應該給他靜脈輸液。」同樣是醫師的索妮雅，也同意這個看法。「你們太快放棄了，」她說：「只要輸液兩公升，爸就會很快恢復精神。」

儘管拉吉夫並不同意，但他依然開車去他的醫院，拿一份靜脈輸注套組和幾袋生理食鹽水。拉吉夫離開之後，我發現他已經把父親的遺囑及各式各樣的文件放在餐桌上。裡面有一封父親在二〇〇四年寫給拉吉夫的信，信中詳細敘述我父母對於臨終療護的願望。這封信寫道：

我們過世後（這當然是無可避免的事），你將必須接手我們的事務。正如我先前跟你討論過的，我希望將我們的錢投入裘哈爾社會進步基金會。這個基金會的責任是幫助貧困及弱勢的人，主要用於印度，部分用於這個國家（我們已經捐助法戈市這裡的遊民收容所）。

我將確保我們兩人，不會以任何方式成為你們的負擔。如果我先過世，你的母親不會離開這個家，去跟任何一位子女同住（但她當然會去探望你們）。如果她先過世，那我會獨自留在這棟房子，直到過世為止。這是我們堅持的決定。此外，如果我們病重，我們不會希望透過任何特殊的方式維繫生命。除非我們過著有意義的人生，否則我們不想要苟活。我之後會詳細解釋這些內容。不過，到了晚年，我們或我們其中一人會希望更常見到你們。不論我們為你們的付出有多少，我們想要的回報只有一件事：我們的孩子幸福快樂，當然還有我們的孫子幸福快樂。

我發現父親和母親在這封信的結尾，都簽下他們的名字。

拉吉夫從醫院回來之後，不再表達自己對靜脈輸注的質疑，而是迅速投入工作。他的手總是非常靈巧，遠比我好多了。在我們的成長過程中，他一直是行動派，而我一直是理論派。他先在父親身上鋪一張無菌鋪巾，然後撕開靜脈輸注套組，把內容物倒在鋪巾上。他的手指迅速移動，打開針頭包裝、抽取生理食鹽水沖洗液，以大廚般的嚴謹態度，排列他即將使用的器械。等他準備好之後，他用殺菌劑清潔父親的手背，然後注射少量利多卡因（lidocaine）以麻醉這個部位。他毫不猶豫拿起二十二號針頭，刺入父親如紙薄的皮膚。與此同時，哈雯德和我固定父親的手腳，使他發出一陣無聲的嘶吼。拉吉夫用指尖拍打脫水的血管，來回移動針頭，直到一股鮮血猛然湧入針筒。他移除注射器以後，異常深紅的血液從針頭底座滴下來，流淌到藍色鋪巾上。他先移除針頭，然後將靜脈導管接上一條長長的塑膠管路，最後接上一袋生理食鹽水。

父親平靜下來。接著，拉吉夫將這袋生理食鹽水高舉過頭，並擠壓輸液袋，將生理食鹽水推入父親的扁塌血管。由於我們沒有靜脈輸液架，所以哥哥用幾條橘色縫衣線，將這袋生理食鹽水掛在天花板吊扇上。

當他完成所有工作，輸液也持續流動時，他轉頭對我說：「我從來沒想過，我會需要為自己老爸裝上靜脈留置針。」

安寧療護

當天晚上大約十點，一位安寧療護的護理師莉亞，來到父親家。（安寧療護網已在當晚稍早，接受父親為安寧療護病人。）莉亞快速查看沉睡的父親，然後拉吉夫、我與她坐在餐桌旁簽署一些文件。在資料登記表上，父親的診斷病名為「末期失智症」，我則是父親的主要照護者。為了符合安寧療護資格，我簽下一份維生治療醫囑（MOLST），聲明如果發生心跳驟停或呼吸停止，不應嘗試對父親施行心肺復甦術。

我詢問莉亞，假如父親只接受靜脈輸液，但沒有充分恢復到能夠口服攝取營養，那他可以活多久。令我驚訝的是，她說可能存活幾週，甚至長達兩個月。

我不可置信說：「兩個月不進食？」

她說：「是的。」她曾照顧過幾名存活那麼久的失智症病人。她說：「當然，你們可能在某個時刻，決定不再給予他輸液。」

莉亞的話語在房間裡，迴盪一段時間。

我問她：「輸液會傷害他嗎？」

哥哥在她開口回答前，就說：「不會，但可能延長他的痛苦。」

莉亞對哥哥說：「所以你不同意採用靜脈輸液嗎？」

拉吉夫回答：「當然不同意。」

我很快補充說：「但他不是唯一做決定的人。」

「對，我們決定事情時，希望全體意見一致，」拉吉夫咬著牙說：「如果有人不同意，我們就會按照那個人的意思做。」儘管他沒說出口，但幾年前他的岳母確診末期血液疾病，在加護病房住院幾週之後過世，這個令人痛苦難忘的經驗，對他影響很深。

「我很久以前就知道，家庭會因為這些問題而分崩離析，」哥哥繼續輕聲說：「所以我們將會維持最薄弱的關係。」然後他走出房間。

等到文件簽署完畢，莉亞也離開之後，拉吉夫和我決定輪流陪伴父親過夜。我自願輪第一夜，所以拉吉夫回家以後，哈雯德和我為父親進行過夜的準備工作。首先，我們必須幫他換尿布。當時我們已經透過靜脈輸液，給他將近一公升生理食鹽水，尿布和床單都溼透了。我們降下醫療病床的上半段，然後把父親拉起來。接著，我們將他傾斜到一側，然後是另一側，以便脫掉髒衣服、並抽走他身下的溼床單。哈雯德一邊難過的發出「嘖嘖」聲，一邊像對嬰兒般擦拭父親的鼠蹊部。過程中，父親一直用虛弱的雙腿踢著哈雯德，喊道：「不要這樣，小哈。」

我們幫父親換完衣服和床單以後，他似乎變得比較清醒。

他柔聲對哈雯德說：「妳一定很累。」

哈雯德親暱回答：「當然累囉。」

他喃喃說：「噢，我的小小姐。」他從前會這樣對母親說話，而我的心中也湧起無限懷念。想到父母曾經的模樣，以及如今確實發生在父親身上的遭遇，我的胸口就陣陣發緊，淚水也奪眶而出。我坐在他床邊地板的床墊上輕聲哭泣，此時他的神情變得很疑惑，一直盯著我。他含糊著說：「你現在要去哪裡？」

我努力克制自己的情緒，對他說：「哪裡也不去，我會在這裡陪你。」我終於要陪他一起過夜，就像我之前承諾的一樣。

他如同以往般勸告我，悄聲說：「別擔心，一切都會好轉的。」

我說：「你怎麼知道？」

他回答：「因為……事情總是這樣。」

遵照病人心智健全時的願望

安寧療護人員在大約凌晨一點鐘按響門鈴，送給我們一個「撫慰包裹」，裡面有可溶性嗎啡和速效型抗焦慮藥物安定文（Ativan），以及用於減少呼吸道分泌物的阿托品（atropine）。我立刻將一毫克的安定文，分出四分之三，放在父親舌下，然後輕輕闔上他的嘴。他原本一直輾轉反側並輕聲呻吟，但現在很快就入睡了。當他打呼時，乾燥的嘴唇彎成半個微笑。凌晨四點鐘左右，哈雯德過來查看父親的狀況，她說：「希望到時他是笑著走的。」

儘管我不時起床查看父親，但他一直安詳睡到早上。我在大約九點鐘拉開窗簾，讓房間照進來一些陽光。我輕輕搖晃他之後，確實能夠叫醒他，但他的狀況沒什麼變化：他依然處於譫妄狀態，而且無法自行站立。在哈雯德的幫助下，我能夠扶他去廁所，他也成功坐在馬桶上排尿。然而，等到我們扶他回到床上，他很快就再次虛脫。

我那時才注意到，靜脈留置針已經被血塊堵塞，輸液也停止流動。這一定是在昨晚發生的，當時我們幫他換衣服，我曾短暫斷開塑膠管路。我將一管裝滿生理食鹽水的注射器，連接到靜脈留置針，試圖沖開血塊，但它紋絲不動。我很確定這個靜脈留置針已經沒救了，必須裝上另一個，但是拉吉夫過來吃早餐時，他用專業手法沖洗管路，成功再次開始輸液。

那個週六，父親一整天都躺在床上，大多數時間是在睡覺，但有時會醒來呻吟，似乎飽受疼痛所苦。這五天以來，他只有吃下一勺布丁。儘管如此，他依然活著，靜脈輸液也持續進行。

他成功撐過週六和週日，於是我開始對我們已經決定的緩和療護方式有其他想法。僅僅在一週前，雖然當時他的身體已經有點虛弱，但他還能走進印度煎餅屋。如今卻纏綿病榻？這根本不合理。拉吉夫提醒我，父親自己在二〇〇四年那封信裡寫的話：他不希望透過任何特殊的方式維繫生命。然而，我並不是想做任何特殊的事，只是要繼續靜脈輸液，還有或許嘗試給他一些抗生素罷了。

我想知道，從他的目前狀況來看，我們該怎麼解讀他在將近二十年前寫下的指示？臥床不起顯然不是他想要的結果，但那封信也沒有明確表示，如果這種情況成真，他願意採取什麼措施。此外，那封信是否反映他現在的願望？二〇〇四年他還是一位在職科學家，而這幾個月以來，光是與哈雯德共度時光，甚至吃一勺開心果庫爾菲，就能帶給他真正的快樂。對於這兩個時空下的父親，所謂有意義的事根本截然不同。我們兄妹三人將他現在喜歡的事物視為簡單、幼稚、有失他的身分，但難道這不是我們的超認知偏見在作祟嗎？

週日下午，我們打電話給妹妹，她當天晚上會與家人一起搭飛機過來。二十二個月前，我們曾有過一次談話，針對父親的硬膜下血腫引流手術衡量優缺點。如今我們再度面臨相似的糟糕抉擇，但這次的後果感覺更加嚴重。

「如果當時我們不給他靜脈輸液，現在他已經過世了，」拉吉夫說：「他原本會在週五過世。不論你們說什麼，我都會照做，但我認為繼續給予靜脈輸液根本不合理。這不是他想要的。」

「那我們該怎麼辦？」我突然發火說：「停止輸液和給他嗎啡，就因為我們無法再處理這一切了嗎？」

哈雯德插話說：「不，我不允許。」她如往常般坐在樓梯上聽我們討論。「他即將離開，可能在一天、兩天、四天之後，但我們不能用藥物讓他過世。」

「我不是說我們會那麼做——」

「我也不會讓你們那麼做，」哈雯德打斷我的話，說：「即使他會躺在這裡兩個月也一樣。如果你們不想給他靜脈輸液，那就不要給，但我們不能用藥物讓他過世。」

拉吉夫不理哈雯德，對我說：「問題不是我們無法處理這一切，而是他想要什麼。他在信裡寫得很清楚：不要採取大費周章的方式。」

「我不是想做任何大費周章的事！只是給他抗生素和輸液，還有，我不知道，或許進行血液和尿液檢驗。」

「但你還想挽救他什麼？」哥哥大喊：「這個男人最不想要的，就是每天在床上拉屎。我的意思是，他沒辦法打開筆記型電腦，沒辦法把手機放到耳邊。這個曾寫過書的男人會說：『你們到底在幹嘛？』週五莉亞過來時，我就在房間裡。我不得不走出去，因為我覺得噁心透頂。你們逼我裝上靜脈留置針，現在還想做血液和尿液檢驗？」

「我的意思不是——」

「不，那就是你的意思！你還是老樣子，猶豫不決、優柔寡斷。我的天啊，你還在《紐約時報》寫文章討論過這件事，說不要在臨終時做太多。如果爸還活著，他會要你坐下來，搖你的肩膀，然後說：『桑狄普，你到底在幹嘛？』」

我提出抗議：「他從來沒跟我說過，他想要去死。」

拉吉夫反擊說：「因為他不再有說出那種感受的能力。」

「所以我們要為他做這個決定。他沒有——」

「他有！很多年前，在他寫那封信的時候就有。」

「所以我們要遵照他當時的願望，而不是他現在的願望囉？」

「這難道不是醫療代理人該做的嗎？遵照他心智健全時提出的願望，難道不對嗎？我們只能依照這些曾經發生的對話來判斷。」

我當然瞭解他的意思，而且等我後來誠實面對自己時，我意識到，如果躺在床上穿著尿布的父親，依然是原本那個心智健全的男人，依然與寫下那封信的父親存在連結，那麼從某方面來說，哥哥其實比我更尊重父親及他的人格。然而，父親超過四天沒有攝取營養，卻似乎依然在努力求生，這幅景象令我心碎。我們有什麼資格決定他的生命不再值得存續？又有什麼資格在他自己尚未決定（或無法決定）時，判定他該過世了？

我說：「我覺得他好像在說：『幫幫我，給我繼續奮鬥的機會。』」

「他沒這個意思！他的心智現在跟小孩一樣。他只會加減：加上疼痛、減掉疼痛。我一刻也沒有猶豫過。我跟你說過，持反對意見的人才能下決定，所以如果你想抽血和檢查尿液，我會照做，但我完全不認同。這根本不是人生，這不是他會想要的生活。」

他透過電話，詢問蘇妮塔的想法。

「我們必須聽從他說的話，」妹妹用沙啞破碎的嗓音說：「因為那是他會想要的。他不會想要現在發生的一切，將這種痛苦延長一兩週。我們不能這麼做。」

拉吉夫再次大聲朗誦父親寫下的那封信：「我們不會希望透過任何特殊的方式維繫生命。除非我們過著有意義的人生，否則我們不想要苟活。」

「你們知道嗎？當時他居然能夠讓媽簽署那封信！」拉吉夫說：「我覺得很神奇。從我有記憶以來，他從來沒讓媽與他一起簽署同一封信。」

蘇妮塔說：「這代表他對這件事的態度非常堅決。」她開始啜泣。

「小蘇，沒關係的，」拉吉夫說：「星期三我剛見到他時也很難過，但我現在沒事了。我現在的感覺就像當年對媽一樣。這不是他，這不是我們的爸爸。」他轉向哈雯德說：「妳怎麼說？」

她停頓一下，然後回答：「還有什麼好說的？你們想做什麼就做吧，但他的壽命都是一樣的。不論他的壽命注定有多長，那都是他在世的剩餘時間。」

當天晚上，蘇妮塔與她的丈夫和兩個孩子搭飛機過來。在那個深夜，我們坐在父親的臥室裡，趁他睡著時，講述家族故事。這是一種紀念他的方式，但感覺也像在為葬禮彩排。哥哥回憶我們住在威爾斯的那三年半時光：我們位於弓街的房子、一家人在魔鬼橋的野餐。

聽著拉吉夫回憶我們一家人依舊完整的舊日時光，令我感到苦樂參半，不過其中有些部分與我的回憶不太一樣。鋼琴是放在家中後面，而不是前門旁邊。我們放學回到家時，母親已經在家。我們是在肯塔基州看《湯姆貓與傑利鼠》，不是在威爾斯。而且，當我看著父親躺在床上，身體扭曲、大口呼吸時，很難相信他曾經因為我們打破前門窗戶，追著我們在家裡到處跑。

放手讓他離開

週一早上，我不想起床。前幾天感覺就像一場夢，或者，也許我只是希望那是一場夢。可是，當天早上我知道劇變即將來臨，這是我一輩子都害怕的事，而我並不想要面對。

我離家出發之前，妹妹傳訊息給我：

「護理師已經來了。她說我們需要同時給他兩種藥，就是嗎啡和另一種藥，每四小時一次。她說我們一定要照做。她說我們現在給的劑量不夠。除非他覺得安詳舒適，否則他不會過世。她提高兩種藥物的劑量。她也說拿掉靜脈輸液。她說如果我們繼續靜脈輸液，會延長他的痛苦。」

我抵達父親家之後，立刻上樓到臥室查看他的狀況。他的嘴巴張開，嘴唇和舌頭上有一層厚厚的死皮。我說早安時，看到他的眼睛閃過一絲神采。即使他陷入半昏迷狀態（因為嗎啡或他的既有疾病所致），他似乎依然感覺到我的存在。

安寧療護的護理師潔絲敏已在房間裡，詢問我是否可以跟她談談。我們一起坐在床邊。我在她開口之前就問她，父親的照護計畫是否還有可能改變。我想知道我們是否還可以給他試用抗生素，並抽血採檢，嘗試瞭解到底發生什麼事。

哥哥走出房間。

「我們當然可以這麼做，」潔絲敏柔聲說：「我知道這個改變很突然。我不認為這樣會使他好轉，但如果這會讓你覺得比較好受，那我們可以這麼做。」她向我詢問父親在病情急轉直下之前的身體機能狀態。

我承認說：「很糟糕。」他當時吃得愈來愈少，也愈來愈不容易四處走動。儘管如此，他在僅僅一週前，依然能夠跟我一起去餐廳吃午餐。「我不覺得他是在宣告這就是結束，」我用不太肯定的語氣說：「或許我們可以給他支持性治療，讓他有機會從目前的病情，重新振作起來。」

她思索一下，然後問：「如果他能參與這場對話，你覺得他會想要什麼？」

我問她：「妳指的是哪個父親？」我將自己一直面對的難題濃縮成這個問題。「我從小就認識的父親，會看著現在的父親說：『這不是我想要的。』但一個月前的父親可能說：『幫我度過這次難關，讓我多活幾週或幾個月。』我能聽到自己對他說：『爸，你的生活沒有意義。』而他會說：『你有什麼資格這麼說？』」

她點點頭，若有所思。我看得出來，潔絲敏知道她希望我做什麼決定，卻不想催促我做出決定。

「他的血壓還是維持得不錯，收縮壓一百三十、舒張壓八十，而且他已經一週沒有進食了，」我說：「他正在奮戰。我看著這一切的時候，很難不去思考我們是不是該做更多，來幫助他。」

「其實，我們經常在末期失智症病人見到類似情況，」潔絲敏回答：「家屬常常會說，這種情況幾乎就像電燈開關。他們的親友某天晚上去睡覺，隔天醒來時，原本正常的一切突然就不再正常了。或許確實有某種急性狀況發生，例如泌尿道感染，使原本操縱病情變化速度的軌跡出現改變。但泌尿道感染是末期失智症的一部分。」她加重語氣慢慢說出最後這句話。

我花了大約一分鐘思考她的話。在那之前，我一直認為，父親病情的急遽惡化，與我們將近七年來持續纏鬥的疾病，似乎各自獨立。然而，當這位護理師將病情急遽惡化歸咎於我們早已接受的失智症時，她突然就讓我比較能夠接受不治療的決定。

「我希望他能安詳過世，」我告訴她：「但現在我覺得，我們正試圖讓他在煎熬中慢慢死去。」

「請記得，你不是在與現實脫節的情況下，做出決定，」她回答：「你不是面對一個健康的人，然後決定不給他抗生素，反而給他嗎啡。他的身體已向你顯示出正在衰敗的徵兆。不過，這個過程可能遠比家屬預期的時間更久。人體可以在缺乏食物的條件下，存活很長時間。」然後她補充說：「特別是在持續獲得液體的時候。」

我說：「所以妳的建議是什麼？」但我早已知道答案。

「我完全不建議給予靜脈輸液，」她堅定回答：「在我看來，你的父親正在努力告訴你們，如果他的人生要這樣結束，那你們應該放手讓他離開。」

我們坐在那裡，陷入沉默好幾分鐘。

哥哥進來說：「所以，你的決定是什麼？」

我抬頭看著他，看著他胸有成竹的自信。我們處理問題的方式一直都截然不同。他總是對優柔寡斷沒有多少耐心。身為具備外科醫師精神的照護者，他知道什麼是需要做的事，而我看得出來，他已經不想等待我搞清楚狀況了。

我只能搖頭，對他說：「你決定吧。」

於是他決定了。他對潔絲敏說：「請拆掉靜脈留置針。」然後他迅速離開房間。

離苦得樂

人可以在沒有攝取水分的情況下，存活大約三天。

父親撐了四天。這四天彷彿永無止盡——我們坐在他的床邊，播放拜讚歌，沉默等待必然的結局。大約在我們拆掉靜脈留置針的一天後，他開始出現「瀕死」呼吸：他大聲吸氣，就像布滿黏液的呼吸道內卡著棉花，接著是長時間的呼吸中止。這種呼吸模式往往預示著死亡。隨著瀕死呼吸逐漸加劇，我們也提高嗎啡的劑量。

我治療心臟衰竭末期的病人時，經常面臨「雙重效果」原則：追求良善目標的行為（例如緩解症狀）即使導致負面結果（例如死亡），在道德上也是可接受的，前提是負面結果並非故意所致。根據我過往學到的經驗，如果避免受苦是主要意圖，而加速死亡是不可避免的副作用，那麼增加父親的嗎啡劑量，在倫理上無可非議。然而，我到現在仍然不確定，我們在那最後幾天的真正意圖。

拉吉夫悄聲說：「爸，你可以走了。」但父親不願意放棄。一部分的我，早已知道他會這樣，因為他對苦難一直都有強大的忍耐力。哈雯德勸道：「你等待愈長時間，神就會讓你等待愈久。」她的評語令我想起，曾有一名心臟病末期的老婦人告訴我：「我丈夫總是說，死亡是最困難的事。我一直以為死亡會很容易。」

我一邊看著父親在垂死中掙扎，一邊想起他曾經是多麼複雜的人。一位渴望獲得認可的獨行俠；一位屢獲殊榮的科學家，卻有不小的偏見和歧視；一位「現代」思想家，卻依賴古老格言和老生常談，來指引自己。

最終擊敗他的不治之症，同樣是他本人的寫照。將近七年來，他的失智症看似有損尊嚴，是我們生活的恥辱來源，也是一種異教力量。但我發覺，惡化是萬事萬物自然狀態的一部分。因此，儘管失智症是人類無可避免陷入混亂和衰敗的表現，但或許它其實沒有那麼陌生、不自然、或缺乏人性。

父親在週五早上呼出最後一口氣。我原本預計在八點鐘抵達父親家，但我睡過頭。我在八點五十七分抵達時，妹妹驚慌呼喚我上樓。

我一進入房間，哥哥就大聲說：「爸，桑狄普來了。」我衝到床邊，摸摸父親帶有鬍渣的臉。他長長呼出一口氣，接著在大約十五秒後，再次呼出一口氣，然後他再也沒有聲音了。我們就像這將近四天一樣，等待他再次呼吸，但再也沒有了。

他過世之後，大家開始嚎啕大哭，我的腦中卻浮起一段奇怪的回憶。那是我們到美國的第二年，我當時九歲，肯塔基州的家後面有一座傾斜的土丘，我正在那裡練習騎腳踏車。這是父親在凱馬特超市促銷時，購買的一輛廉價女童用腳踏車。它只適合在人行道上騎行，所以當我沿著溝壑縱橫的小路，搖搖晃晃滑下山坡時，腳踏車發出嘎吱作響的金屬摩擦聲。

在我原本的記憶中，父親很快意識到我可以自己騎下山坡，於是他不再看我，轉身回到屋內。但在那個陽光燦爛的三月早晨，在我抱住他失去生機的身體時，出於某種原因，我看到他在我身邊奔跑。我奮力踩著踏板，衝下布滿車轍的小路，樹枝雜草紛飛，而父親一直跑在我身邊，確保我不會摔倒。

我知道事實不是如此；我也無法想像現實會是這樣發展。但如今這是我的記憶了，我會牢記在心。

誌謝

本書撰寫期間，我獲得許多人的幫助和支持。

我的經紀人舒斯特（Todd Shuster）是我二十多年來的朋友及擁護者，感謝他對我身為作家的信任。

我非常感激傑出的編輯史塔（Alex Star）。本書的每一頁，都體現出他敏銳的編輯才華，我很榮幸能與他共事。

我也要感謝法勒、史特勞斯與吉魯（Farrar, Straus and Giroux）出版社的其他幾位同事：史塔的助理懷伊（Ian Van Wye）協助編輯文稿，並在本書撰寫期間，處理許多重要細節；尼科爾斯（Christina Nichols）是傑出的審稿編輯；以及由席佛斯（Lottchen Shivers）主持的優秀公關團隊。當然，我也很感激出版社負責人安捷爾（Mitzi Angel）給我撰寫本書的機會。

我很榮幸，能與長島猶太醫學中心的一群優秀同仁共事：霍根（Maureen Hogan）、詹斯（Tamara Jansz）、厄索曼諾（Patti Ursomanno）、史普魯爾（Tracey Spruill），他們大力支持我完成這項計畫。我也要特別感謝心臟科主任班薩里（Rohan Bhansali）和庫文（Jeff Kuvin）。

我衷心感激其他幾位朋友和助理的幫助，包括：歐芙莉（Danielle Ofri）、柯恩（Daniella Cohen）、米勒（Maureen Miller）、艾爾克欽（Cody Elkhechen）、羅迪（Dee Luo）、沙阿（Morish Shah）、勒繆（Emily Lemieux）、梅爾（Zach Meyer）、克馬雷迪（Dinesh Kommareddy），以及傑出的前任編輯艾里（Paul Elie）。他們都曾評論文稿的初期草稿，或協助我進行研究。

當然，我對本書內容負最終責任。如果有任何謬誤，全是我一個人的錯。

我最感激的是我的家人：我妻子索妮雅（Sonia），以及我親愛的哥哥拉吉夫（Rajiv）和妹妹蘇妮塔（Suneeta）。我的孩子莫罕（Mohan）和琵雅（Pia）是我在撰寫本書期間，汲取愛與支持的泉源，他們是我人生中的兩盞明燈。

最後，我要感謝父親在我的一生中，不斷敦促激勵我。他是我接觸到的第一位作家典範，而且儘管我不想承認，但不論是好是壞，從許多不同方面來看，我就是他。

健康生活 213

父親的腦

阿茲海默症陰影下的生活

MY FATHER'S BRAIN

Life in the Shadow of Alzheimer's

原著 — 桑狄普・裘哈爾（Sandeep Jauhar）
譯者 — 涂瑋瑛

副社長兼總編輯 — 吳佩穎
編輯顧問暨責任編輯 — 林榮崧
封面設計暨美術排版 — 江儀玲

出版者 — 遠見天下文化出版股份有限公司
創辦人 — 高希均、王力行
遠見・天下文化 事業群榮譽董事長 — 高希均
遠見・天下文化 事業群董事長 — 王力行
天下文化社長 — 王力行
天下文化總經理 — 鄧瑋羚
國際事務開發部兼版權中心總監 — 潘欣
法律顧問 — 理律法律事務所陳長文律師
著作權顧問 — 魏啟翔律師
社址 — 台北市 104 松江路 93 巷 1 號 2 樓
讀者服務專線 — 02-2662-0012 ｜ 傳真 — 02-2662-0007, 02-2662-0009
電子郵件信箱 — cwpc@cwgv.com.tw
直接郵撥帳號 — 1326703-6 號 遠見天下文化出版股份有限公司
製版廠 — 東豪印刷事業有限公司
印刷廠 — 家佑實業股份有限公司
裝訂廠 — 台興印刷裝訂股份有限公司
登記證 — 局版台業字第 2517 號
總經銷 — 大和書報圖書股份有限公司 電話／ 02-8990-2588
出版日期 — 2024 年 12 月 20 日第一版

國家圖書館出版品預行編目（CIP）資料

父親的腦：阿茲海默症陰影下的生活 / 桑狄普.裘哈爾 (Sandeep Jauhar) 著；涂瑋瑛譯. -- 第一版. -- 臺北市：遠見天下文化出版股份有限公司, 2024.12
面；　公分. -- (健康生活；213)
譯自：My father's brain : life in the shadow of Alzheimer's.
ISBN 978-626-417-078-9(平裝)

1. 裘哈爾 (Jauhar, Prem P.)　2. 阿茲海默氏症　3. 通俗作品

415.9341　　113018081

定價 — NT420 元
書號 — BGH213
ISBN — 9786264170789
EISBN — 9786264170758（EPUB）；9786264170765（PDF）
天下文化書坊 — http://www.bookzone.com.tw